JN182827

満足のいく眠りのための正しい方法

不眠の悩みを解消する本

国立精神・神経医療研究センター部長
三島 和夫 著

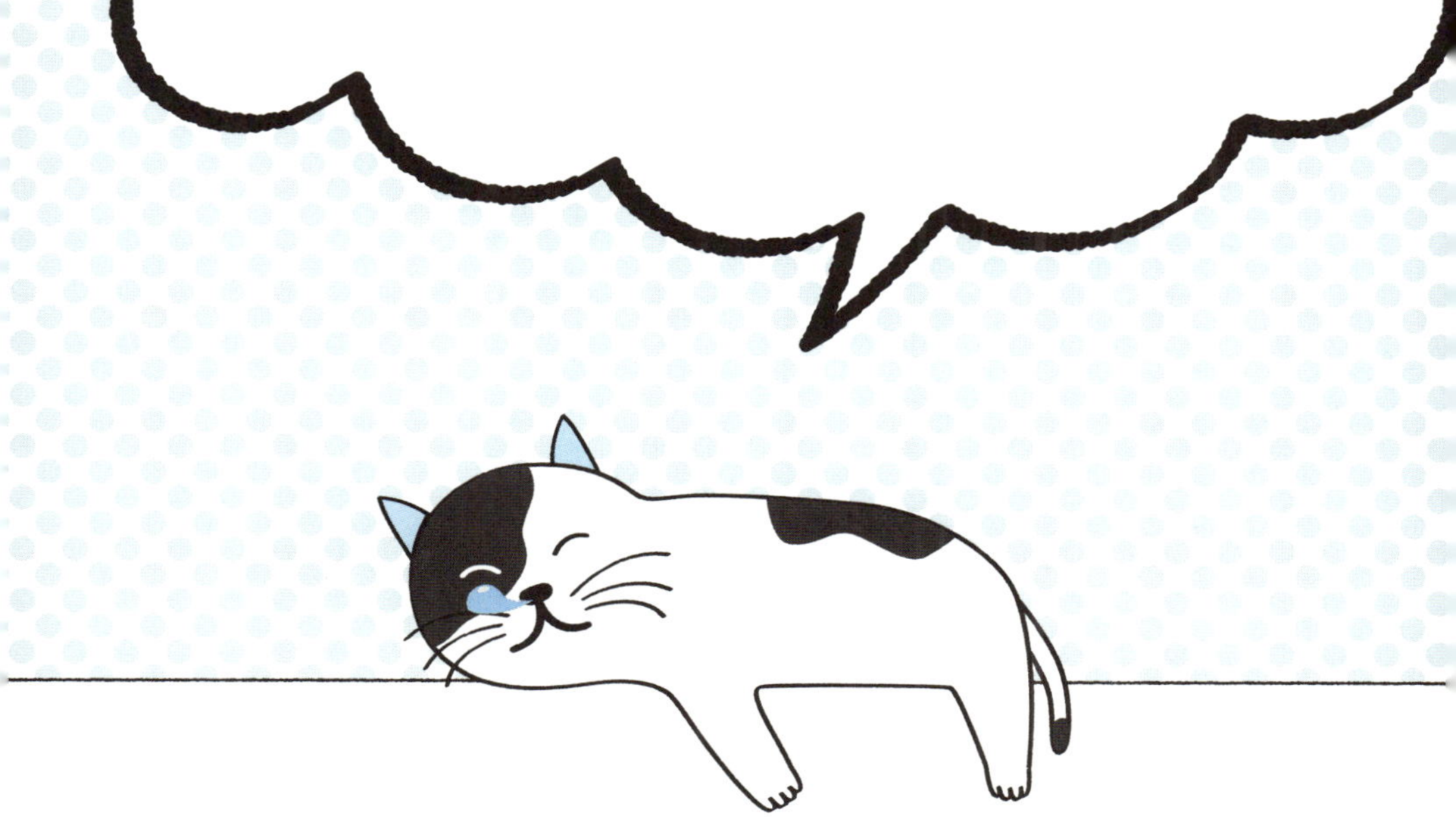

法研

はじめに

　ぐっすり眠って十分な休養をとり、活気のある生活を送る――現代ではこんな当たり前のことですら難しく感じます。

「最後に爽やかな朝を迎えたのはいつだったか思い出せない（ため息）」

「目覚めた直後から倦怠感がある。これから一日が始まると考えると気が重い」

　このような休養感、回復感のない眠りに悩む人は今や日本人の2割を超えています。その最大の原因は不眠です。ストレス、長時間労働、夜勤、うつ、薬の副作用、老老介護など不眠の原因は多岐にわたります。中には一人でいくつもの問題を抱え込んでいる人もいます。さらに、働

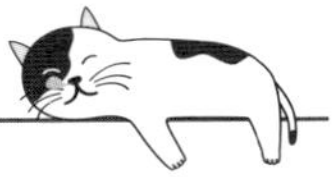

く世代では睡眠不足も加わるため日中の疲労感や倦怠感はいっそう強くなります。

本書を手にされた方の中には眠りでお悩みの方も多いと思います。すでに睡眠関係の書籍を何冊も購読し、さまざまな快眠法を試された方もおられるでしょう。効果はありましたか？ 満足できましたか？ 「なかなかよくならない」としたらそれは一体なぜなのでしょう？

快眠法の効果が出ない理由には大きく分けて二つあります。一つは不眠の原因を正しくとらえていない場合です。年齢とともに徐々に出てきた不眠、ストレスによって急に出てきた不眠、うつによる不眠、夜型体質による不眠、これらが同じ快眠法で治るわけがありません。よく言われている「朝の光で体内時計をリセット」という合い言葉も、不眠のタイプによっては症状を悪化させてしまいます。時には不眠症と間違えやすい他の睡眠障害の場合もあります。当然ながら対処法も異なります。本書には、ご自分の不眠のタイプをしっかり見つめ直すことで、正しい快眠法、対処法を選ぶヒントを盛り込みました。

　快眠法の効果が出ない第二の理由は、不眠が「第二段階」に入っているからです。たしかに、不眠症から抜け出して質の良い眠りを取り戻すには、その原因を除去することが前提となります。例えば、不眠の原因となる体の痒み、関節の痛み、クスリの副作用などを放置したままでは不眠は治りません。ただし、それだけでは不眠を克服するには不十分なのです。

　不眠の「第二段階」とはなんでしょうか。それは不眠症から不眠恐怖症に進行したということです。不眠症の始まり方は人によって千差万別ですが、数ヵ月、数年と長い間にわたって不眠症に悩んでいるうちに、不眠症は一人歩きを始めてしまうのです。不眠恐怖や自律神経機能の変化など、心や体に変化が生じて、睡眠が始まりにくい、持続しにくいコンディションが出来上がってしまいます。そのような段階になると、もともとの不眠の原因が解決しても眠りはなかなか戻ってきてくれないの

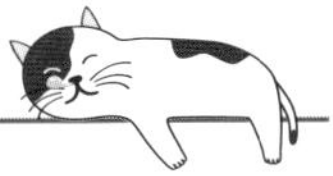

です。

不眠症の一人歩きから抜け出すにはどのようにすればよいのでしょうか？　そのポイントは「誤った生活習慣、睡眠習慣」の軌道修正にあります。不思議なことに、「第二段階」に陥った人は不眠症状をますます悪化させる（やってはいけない）非合理的な睡眠習慣を行うようになります。そのような睡眠習慣は不眠恐怖、寝室恐怖を悪化させ、不眠症の治りを遅くさせます。本書では慢性不眠の方が陥りがちな誤った生活習慣、睡眠習慣を軌道修正するための方法も取りあげました。

このような睡眠習慣指導は認知行動療法と呼ばれています。睡眠薬を使った薬物療法と同等以上の効果があり、欧米では不眠症に対して最初に選ぶべき治療法に指定されています。それにもかかわらず、残念ながら日本ではまだ広く普及するには至っていません。保険診療の対象になっていない、実施できる治療者が少ないなどの理由によりますが、とてももったいないことです。ぜひ本書でそのエッセンスを理解し、生活に取り入れてみてください。

一日の出だしから疲れているようでは、学業、仕事、趣味のいずれにも打ち込めません。本書で紹介した快眠法を実践することによって読者のみなさんが健やかな朝を迎えられるようになることを祈っています。

最後になりましたが、本書の企画から完成まで粘り強く支えていただいた株式会社法研編集部の市田花子さんと執筆にご助力いただいた小畑隆史さんに深く感謝します。不眠に悩む方々が抱える疑問や求めている情報を端的にまとめていただき、私自身も大変勉強になりました。今後の診療と研究に役立てたいと思います。

2015年1月

三島和夫

目次

第1章　不眠に悩む人々　15

第2章　睡眠って何？　39

第3章　睡眠障害って何？　63

編集協力・DTP・本文デザイン●株式会社ライズ
カバーデザイン●テックプランニング株式会社
イラスト●青木宣人

第1章

不眠に悩む人々

1 眠りたいのに眠れない

三人に一人が睡眠に問題

ご存じのように、睡眠は私たちが生きていくうえで欠かせません。

睡眠には、いろいろな役割があります。脳と体の疲れを癒し、免疫力を高め健康を保ちます。また記憶を整理して脳に刻み込むなど、脳を効率よく機能させる助けにもなります。

よい睡眠がとれないと、生活習慣病にかかるリスクを高め、症状を悪化させるということもわかっています。

しかし、そんな重要な睡眠ですが、「眠れない」など、睡眠に関する問題を抱えている方はたくさんいます。

最近の調査では、日本の成人の三人に一人が「何らかの不眠症状がある」と回答しています。多くの方が、眠れない、寝つけない、睡眠が足りない……、などと悩んでいるのです。

睡眠不足が続くと、日中の活動に支障が出たり、意欲低下、記憶力減退などさまざまな問題を引き起こし、体内のホルモン分泌や自律神経機能にも大きな影響を及ぼします。ですから、できるだけ早く睡眠不足を解消する必要があります。

ここで、睡眠不足といいましたが、どれだけ眠ると「睡眠が足りた」ことになるのでしょう？

眠らなくなった日本人

総務省の「生活時間に関する調査：年齢階級別睡眠時間の推移」によると、日本人の平均睡眠時間は7時間42分です。

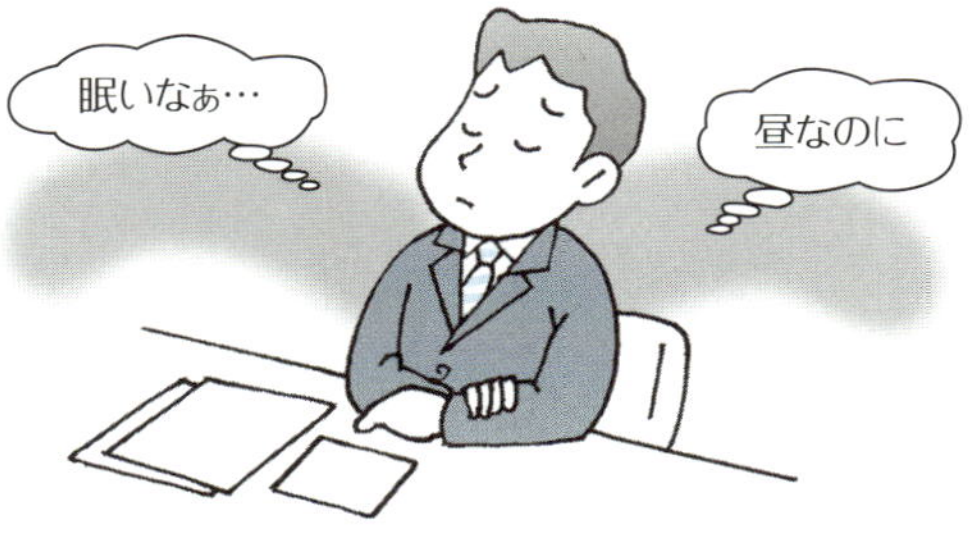

そしてこの時間が十分というわけではありません。この調査は1976年から5年おきに実施され、10歳以上の日本人の睡眠時間は過去25年間、一貫して減り続けています。

みなさん、減った睡眠時間で何をしているのでしょう？　現代社会にはシフトワーク（交代制勤務）や長時間通勤、受験勉強、ゲーム、インターネットなど、つい短時間睡眠や夜型生活になってしまいがちな要因があふれています。

特に40代、50代という働き盛りの人の睡眠時間（寝床にいる時間）は、7時間ちょっとです（表1-1）。週末の土曜日と日曜日に平日よりも1時間ほど長く眠っています。そうすることで、日ごろの睡眠の不足を補っているのでしょうか。とはいえ、それであっても十分に回復できるわけではないのです。

睡眠時間に関する調査では、NHKが1960年から実施している「国民生活時間調査」というものもあります。

これによると、1970年には国民の90パーセント以上が午前0時までに眠っていましたが、80年には午前0時15分、90年には午前0時45分、2000年には午前1時と、眠りにつく時刻がだんだん遅くなっています。その一方で、起床時刻は午前8時前と変わらないので、70年から2000年までの30年間で約1時間、睡眠時間が短くなっています。

日本人がここ50年の間にどんどん夜型になり、睡眠時間が短くなっていることがわかります。

日本人の睡眠時間は、欧州諸国と比べてもかなり少なく、特に女性の睡眠時間が短いのが特徴です。

OECD（経済協力開発機構）の調査データで国別に男女の睡眠時間を比較すると、最も睡眠時間が長いのは南アフリカの女性の9時間30分で、これに対して日本の

単位：時間.分

	1996年	2001年	2006年	2011年
全体平均	7.47 →	7.45 →	7.42 →	7.42
10〜14歳	8.38	8.34	8.36	8.35
15〜19歳	7.49	7.42	7.39	7.42
20〜24歳	7.50	7.54	7.51	7.56
25〜29歳	7.38	7.39	7.39	7.43
30〜34歳	7.30	7.31	7.33	7.37
35〜39歳	7.24	7.22	7.21	7.23
40〜44歳	7.19	7.13	7.09	7.12
45〜49歳	7.21	7.13	7.05	7.03
50〜54歳	7.26	7.20	7.09	7.06
55〜59歳	7.33	7.30	7.21	7.14
60〜64歳	7.48	7.43	7.37	7.31
65〜69歳	8.04	7.59	7.53	7.48
70〜74歳	8.50	8.20	8.08	8.01
75〜79歳		8.35	8.32	8.22
80〜84歳		9.06	8.59	8.48
85歳以上		10.30	9.47	9.40

40代、50代の人の睡眠時間は7時間ちょっと……

表1-1　睡眠時間の推移

（総務省統計局「生活時間に関する調査：年齢階級別睡眠時間の推移」1996、2001、2006、2011年より作成）

女性は7時間36分と短く、2時間近くの差があります。

また、欧米諸国では女性のほうが男性よりも長く眠っていますが、日本では逆に女性の睡眠時間が男性よりも16分ほど短くなっています。日本女性の家事負担が大きいことが理由として考えられるでしょう。

このように日本人は全体的に睡眠時間が短く、また特に女性が短いという特徴があります。

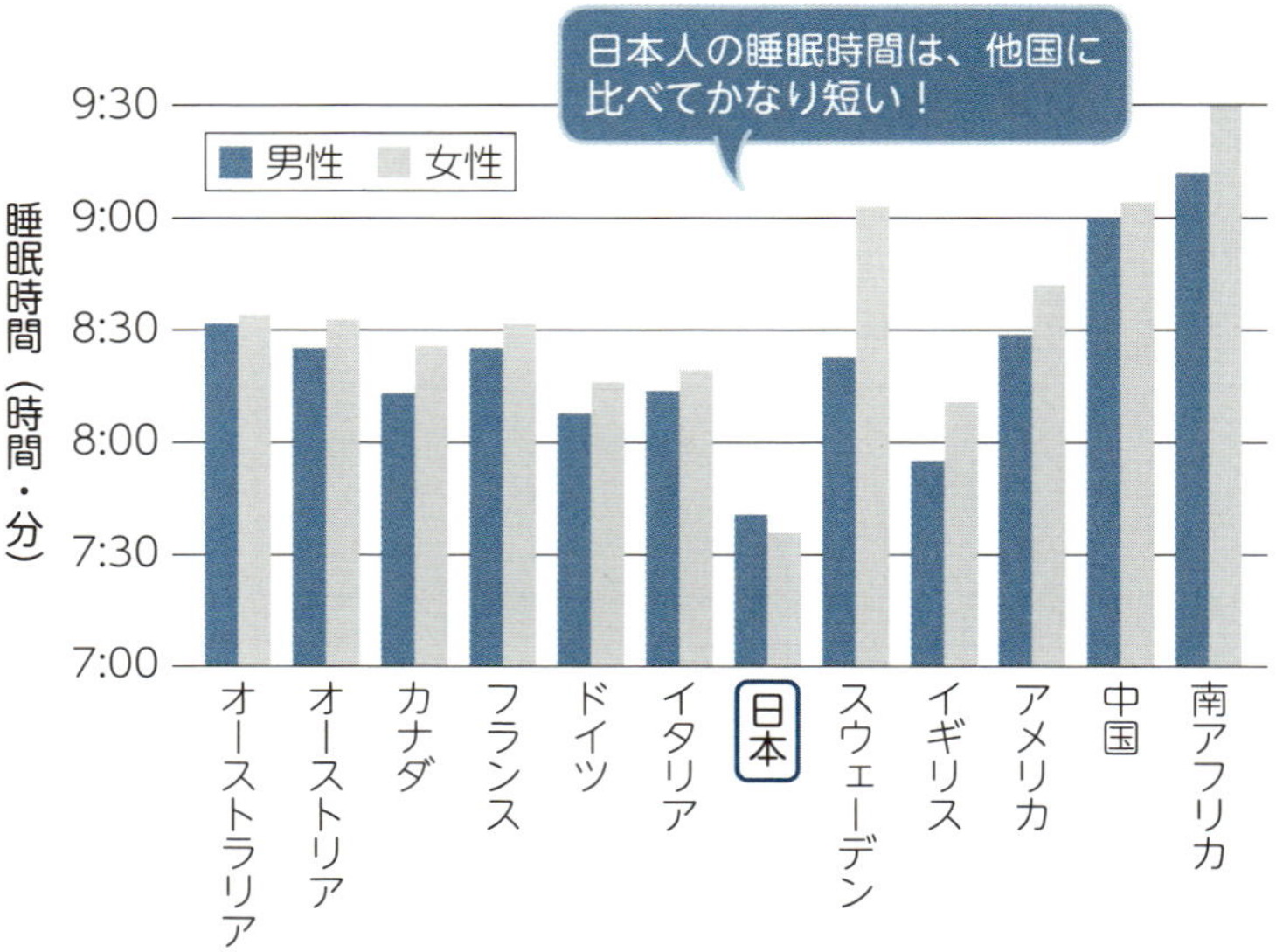

図1-1　各国の平均睡眠時間（15〜64歳）

（OECD「国際比較調査」2011年より作成）

睡眠は年齢とともに変化する

睡眠に関する悩みでよく聞かれるのが「若いころは長時間ぐっすり眠れたのに……」という声です。

自分の若いころに比べて、睡眠時間が短く、また眠りが浅くなってきたと感じる人が多いのです。ですから、睡眠から得られる満足感が少なくなります。

睡眠の質は加齢により変化します。誰でも年齢を重ねると、体が変化し、若いころに比べて体力が低下したり、皺《しわ》や白髪も増えます。睡眠も同じです。

年齢とともに夜中に目が覚めたり、朝早く目が覚めたりすることが増えていきます。

こうした変化は自然なことで、病気ではありません。

ですから、「不眠」について考えるときは、このような生理

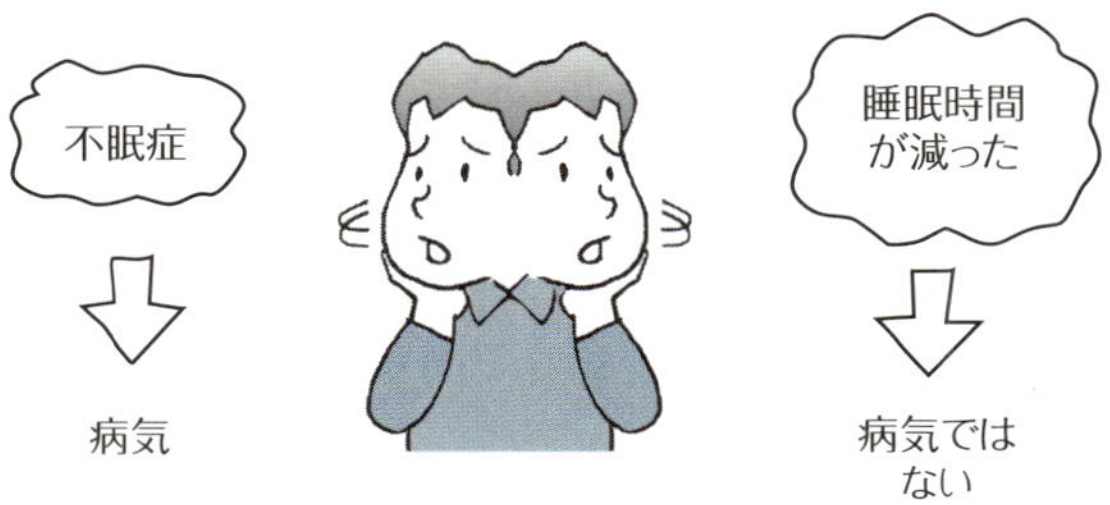

不眠症と睡眠不足の違い

的な睡眠時間の減少と、治療が必要な「不眠症」について分けて考えなくてはいけません。

若いころは日中の活動が活発で、エネルギーをたくさん使うので、睡眠によって脳と体の疲れをしっかり回復させなければなりません。ですから長くしっかり眠る必要があります。

高齢者は、赤ちゃんに比べると体重当たりのエネルギー消費量は3分の1ですみます。つまり、若いころよりも「眠る必要性」が少なくなっていくので、必然的に睡眠時間も短くなっていくというわけです。

不眠に悩む人の中には「若いころはもっと眠れたのに」という思いが、睡眠への悩みにつながっていることも多いのです。若いころと比べたり、時間や、夜中に目覚める回数にこだわりすぎないようにしましょう。

私は、高齢の方には、眠たくなったら床に就き、朝方に目が覚めたら起床するという自然のリズムに逆らわない睡眠法をおすすめしています。このとき注意していただきたいのが、ここでいう「眠たくなる」は、「しっかり眠気が出てから」ということであって、単に「疲れたから」「横になりたいから」ということではない点です。

自分の睡眠をよく知る

ご自身が毎日どのくらい眠っているかご存じですか？　昨夜は何時間眠りましたか？　何時に床に就き、何時に目が覚めたでしょう。

寝つきにくかったり、途中で目が覚めたりしたでしょうか。

意外と、自分がどのくらい、どのように睡眠をとっているか正しく把握することは難しいのです。特に不規則な生活を送っている人は、把握しにくいでしょう。

また、就寝時刻と起床時刻を知るだけではわからないこともあります。本人が「よく眠れなかった」と感じているのに、家族から見ると「よく眠っていたよ」というケースも珍しくありません。実際、傍目には目を閉じて、寝息もたてて眠っているように見えるのですが、本人は、眠れず「つらい」と感じていて、通常の不眠症と同じようにさまざまな心身の不調が見受けられる症例もあります。

不眠は、ほかの病気とは診断法と治療法が異なります。

例えば、糖尿病なら血糖値、高血圧なら血圧の数値で病気の状況をある程度知ることができます。これに対して不眠は、病気の診断の基準にできるような検査値がありません。

適切な睡眠のあり方は人によって違いますし、たとえ検査データで何も異常が見つからなくても、本人が「よく眠れない」と苦しんでいる以上、対処する必要があるからです。

あくまでも本人が何をどのくらいつらいと感じていて、生活に支障をきたしているかが手掛かりとなります。ですから、患者さんが、ご自身の睡眠状態を把握することが必要になってくるのです。

不眠改善への第一歩は、自分の睡眠の何が問題で、原因は何なのかという点を客観的に把握することから始まります。

不眠には原因がある

「眠れない」ことにはさまざまな原因があります。ここで不眠につながる代表的な原因を紹介します。

▼ストレス

ストレスと緊張は、健やかな睡眠を妨げます。一般的に神経質で生真面目な性格の方は、ストレスをより強く感じ、不眠症になりやすい傾向があります。ストレスによる不眠で悩む方には若いころから「少し心配事があると寝つきにくい」「枕が変わると眠りが浅い」というような体験をしている方が多いのです。

また、「○時間眠らなければ」などと不眠の状態にこだわることで、不眠状態そのものがストレスとなり、不眠の悪循環を起こしてしまうことがあります。

▼体の病気

高血圧や心臓病をはじめ、呼吸器疾患、消化器疾患、前立腺肥大、糖尿病、関節リウマチ、アレルギー疾患、脳出

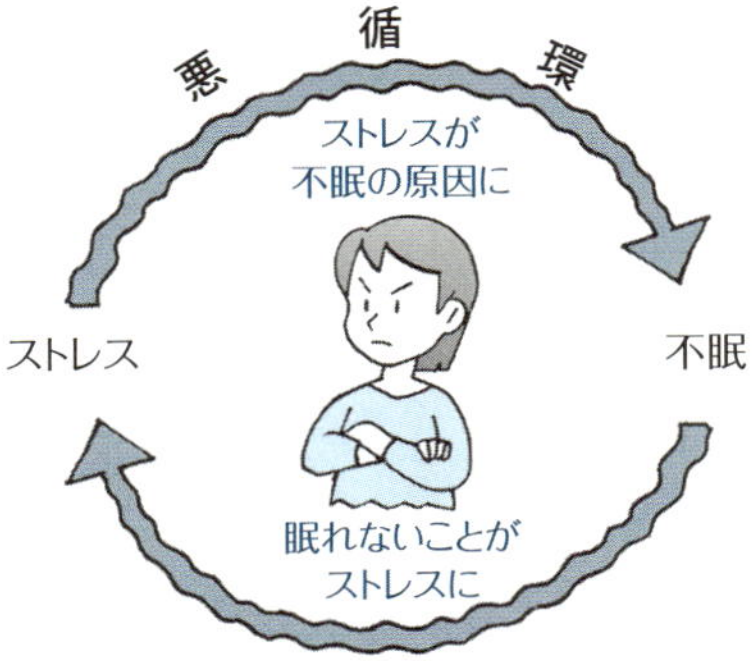

ストレスと不眠の悪循環

血、脳梗塞など、さまざまな体の病気によって眠れなくなることがあります。病気による自律神経への影響や、症状の不快感（息苦しさ、痛み、痒《かゆ》みなど）が眠りの妨げとなってしまうのです。また、「睡眠時無呼吸症候群」や「レストレスレッグス症候群」など、睡眠中に起きる呼吸や四肢運動《ししうんどう》の異常が睡眠を妨げるケースも珍しくありません。

この場合は不眠そのものよりも、体の病気の治療が先決です。原因となっている病気が治れば、不眠も改善されます。

▼心の病気

精神疾患には、症状として不眠をともなうものがあります。眠れないと思っていたら、実はうつ病だったというケースも少なくありません。

特に、うつ病の方の不眠では、早朝に目が覚め（早朝覚醒）、朝方は無気力で夕方にかけて少し元気が出てくるという傾向があります。このような症状がある方は早めに精神科、心療内科など専門医の診断を受けましょう。

	疾患	睡眠に及ぼす影響
呼吸器	気管支喘息	夜間喘息 息切れ 夜間咳による入眠困難 頻回の中途覚醒
	慢性閉塞性肺疾患（COPD）	レム睡眠中の低換気 低酸素血症による中途覚醒 浅睡眠 日中の眠気
消化器	胃潰瘍 十二指腸潰瘍	夜間心窩部痛 腹部不快感 灼熱感による中途覚醒 早朝覚醒（入眠後１～４時間に多い）
	逆流性食道炎	胃内容物の逆流と不快症状による中途覚醒
	過敏性腸症候群	ストレス 気分障害による不眠の悪化 不眠による消化器症状の悪化
循環器	高血圧	入眠障害 中途覚醒 睡眠時呼吸障害の合併
	虚血性心疾患	深夜から早朝の発作による中途覚醒 睡眠時呼吸障害の合併
	うっ血性心不全	睡眠中の心不全 肺うっ血の増悪 呼吸困難 起坐呼吸による入眠困難や中途覚醒
内分泌	甲状腺機能亢進症	入眠困難や中途覚醒 自覚症状に乏しい
	甲状腺機能低下症	夜間不眠 時に過眠（覚醒困難 日中の傾眠） 気分障害 睡眠時呼吸障害の合併
	糖尿病	入眠困難 中途覚醒 多飲多尿 神経痛などによる中途覚醒 気分障害 睡眠時呼吸障害の合併
	クッシング症候群	入眠困難 中途早朝覚醒の頻度が高い
	末端肥大症	睡眠時呼吸障害の合併
その他	線維筋痛症	睡眠障害の頻度が高い 睡眠障害と重症度が相関（不眠の改善が症状緩和を促進） ノンレム睡眠へのα波の侵入
	リウマチ性疾患	疼痛による入眠困難 中途覚醒
	アトピー性皮膚炎 皮膚掻痒症	入眠困難 中途覚醒など高度の不眠

表1-2　睡眠障害になりやすい体の病気

▼薬や刺激物

さまざまな病気の治療薬が不眠の原因になることもあります。不眠になりやすい薬には、降圧薬や甲状腺ホルモン製剤、抗がん剤などがあります。薬の使用によって不眠が悪化した場合は主治医に相談しましょう。

また、薬以外に、コーヒーなどに含まれるカフェインとタバコに含まれるニコチンには覚醒作用があります。カフェインには利尿作用もあるので、夜間の頻尿の原因になり、それがまた睡眠を妨げてしまうことがあります。

▼生活リズムの乱れ

夜勤、昼夜交代のシフトワークや、海外旅行などの時差などによって生活リズムが乱れると、睡眠や覚醒にかかわるホルモンのバランスがくずれ、不眠になりやすくなります。規則正しい生活を取り戻すと改善されますが、個人差があり、また年齢を重ねると回復が難しくなることがあります。

薬剤		睡眠に及ぼす影響
降圧薬	β受容体遮断薬（脂溶性）	不眠、悪夢
	β受容体遮断薬（水溶性）	脂溶性剤に比較して低頻度
	α_2受容体刺激薬	中途覚醒、悪夢、日中の眠気
	カルシウム拮抗薬	過覚醒
抗ヒスタミン薬	H_1受容体遮断薬（脂溶性）	催眠、日中の眠気
	H_2受容体遮断薬	せん妄、ベンゾジアゼピン系睡眠薬との薬剤相互作用
ステロイド剤		不眠、気分障害や精神病症状の合併
中枢神経刺激薬カフェイン		不眠、イライラ（カフェインは4～5時間効果が持続）
抗パーキンソン病薬	ドパミン製剤	不眠、悪夢、睡眠発作、夜間ミオクローヌス、夜驚など
	MAO-B阻害薬	不眠
	ドパミンアゴニスト	不眠、過眠
	ドパミン放出促進薬	不眠
	抗コリン薬	せん妄
抗うつ薬	選択的セロトニン再取り込み阻害薬	不眠、焦燥増悪
気管支拡張薬		不眠
その他	インターフェロン	不眠、気分障害の合併

表1-3 不眠の原因になり得る薬

▼環境

室内外の音や光が気になって眠れないケースも見受けられます。他の人の話し声や生活音、工事や車の走行などの騒音や、ギラギラした電飾看板が見えるような環境はもちろんですが、人によっては、わずかなものであっても睡眠に影響することがあります。暑い、寒い、また寝具の感触が不快で眠りにくいという人もいます。

2 こんな症状ありませんか？

一口に「不眠」といっても、原因や症状は人によってさまざまです。その中には、治療する必要がないケースもあれば、早めに専門医の診断を受けたほうがよいケースもあります。

みなさんどのような不眠症状で悩んでいるのでしょうか。

ケース1 「夜中に目が覚めるようになった」 男性／67歳

定年退職した後でも、しばらくは朝までぐっすり眠れる状態が続いていたが、半年ほど前から夜中に1、2回、目が覚めるようになった。現在もそれが続いている。

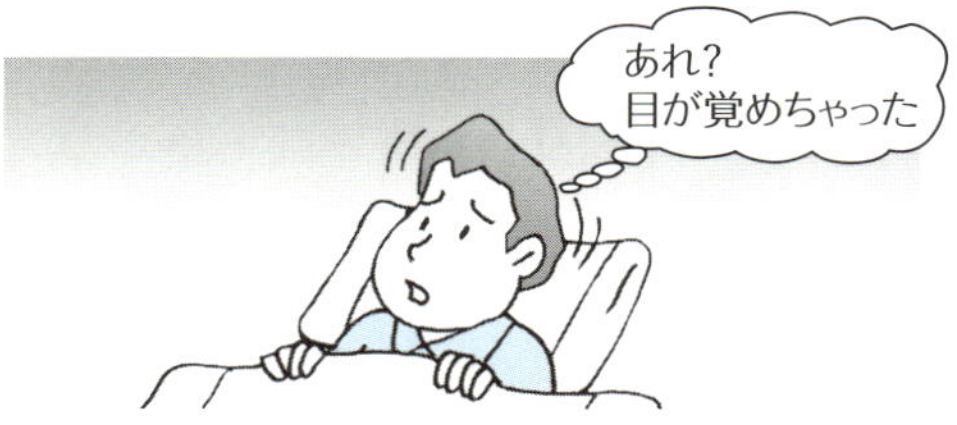

夜中に目が覚める

特に悩みや不安はなく、一番の趣味は、近所の市民農園で育てた野菜や花を撮影して自分のブログに掲載すること。同じ趣味を持つ人たちとのコメントのやりとりを楽しみにしている。いまのところ夜中に目が覚めるだけで、日中に眠気を催したり、体の不調を感じたりすることはない。しかし、若いころからとても寝つきがよく、熟睡するタイプだったので、不眠症ではないかと気になっている。

ケース2「不安がきっかけで寝つきが悪くなった」女性／46歳

3ヵ月前、長男の中学校のＰＴＡ役員に初めて選出された。役員を務める自信がないといったんは断ったが、半ば押しつけられる形で引き受けた。それ以来、間近に迫るＰＴＡ総会をちゃんと運営できるだろうかという不安が日ごとにつのり、プレッシャーを感じるようになった。さらにそれと同時に夫が会社の健康診断で血糖値が高く、治療の必要ありと判定さ

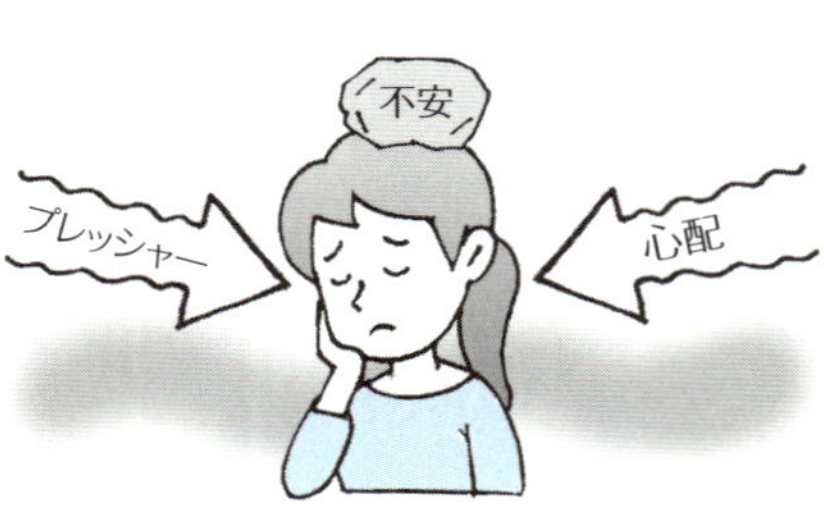

心配事で寝つきが悪い

れたことへの心配も重なって、なかなか寝つけなくなった。その後、ＰＴＡ総会が無事に終わり、夫の血糖値も食事療法と運動で改善しつつあるにもかかわらず、不眠状態だけが解消されず続いている。

ケース3「どうしても〈夜型〉が治らない」女性／37歳

学生のころから「夜型」で、朝起きるのがとてもつらかった。母親から「低血圧なのでは」と言われて受診してみたが、血圧に問題はないと診断された。結婚後は、専業主婦として家庭に入り、朝起きるための努力をしてみたが、寝起きの悪さは変わらず、夫と子どもの朝食や弁当を夜のうちにつくるなど悪戦苦闘の生活が続いた。年とともに早起きになると聞くが、30代後半になったいまでも、そうした朝の弱さは変わらない。

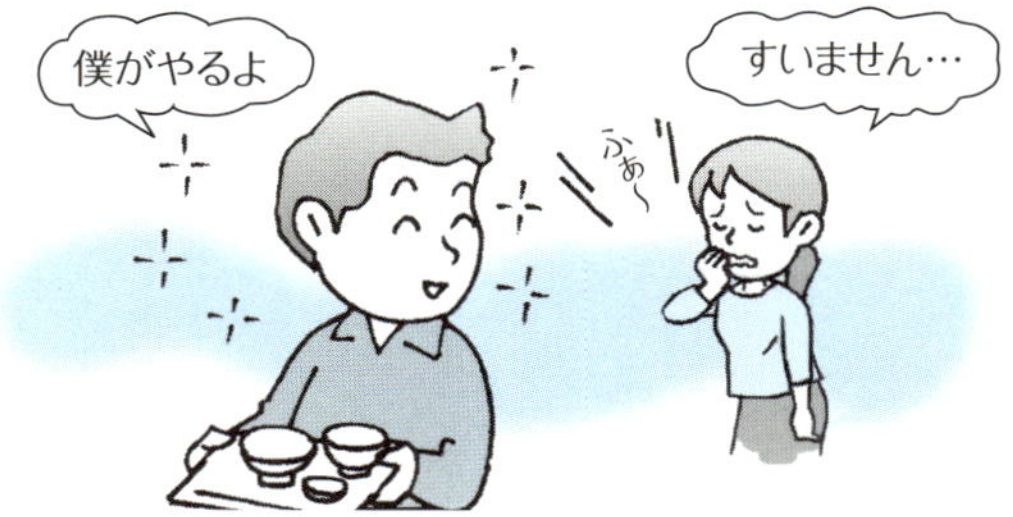

夜型

夫は休みの日も朝7時に規則正しく起きて、家族全員の朝食を用意してくれている。そんな夫に対して、とても申し訳なく思っている。

ケース4「暇で昼寝。夜眠れない」男性／65歳

定年後も4年間、同じ会社で嘱託社員として働いてきたが、1年前に退職した。昔から無趣味で、外出するのも好きではない。妻が飲食店のパートに出ている日中は、新聞を読んでテレビのニュース番組をチェックするのが日課。しかし、その後は何もすることがなく、話し相手もいないので、いつの間にかリビングのソファーで1時間半ほど昼寝をするのが習慣になった。

そんな生活が2ヵ月ほど続いた結果、夜中になかなか眠れなくなり、なんとか眠っても3時間後には目が覚めてしまうようになった。

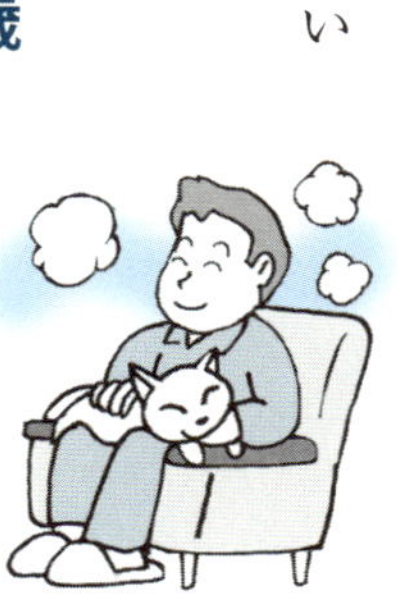

暇すぎてつい昼寝

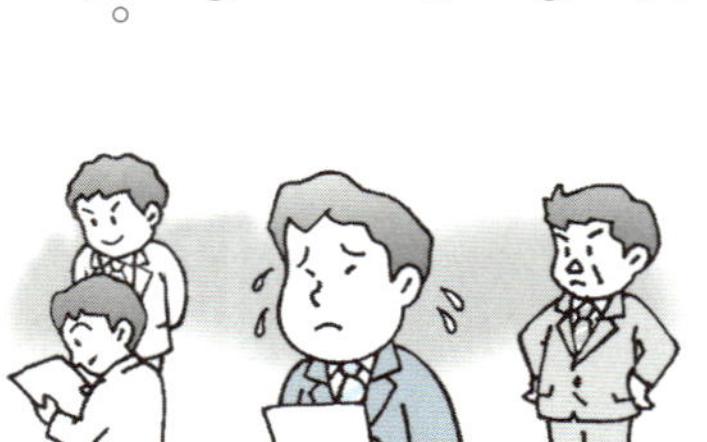

出向したが、職場になじめない

ケース5「異動で慣れない仕事。倦怠感と不眠」男性／52歳

半年前、長く勤めていた親会社から子会社に出向した。肩書きは課長から部長に昇格したが、配属先は前の事務部門とは畑違いの営業部門。周囲から「栄転おめでとう」と言われても実感がなく、自分では事実上の左遷と受け止めている。

新しい職場で慣れない仕事に戸惑い、上司や部下とのコミュニケーションに頭を悩ます日々を過ごしているうちに、1ヵ月ほど前から食欲不振や倦怠感を自覚するようになった。最近は寝つきが悪く、夜中に何回も目を覚ます状態が続いている。

ケース6「酒量は増えたが眠れない」男性／48歳

若いころから夕食時に晩酌をする習慣があった。不眠もなく、午前0時過ぎに就寝すると朝までぐっすり眠れていた。しかし、3ヵ月ほど前からベッドに入っても目が冴えて、なかなか眠りにつけな

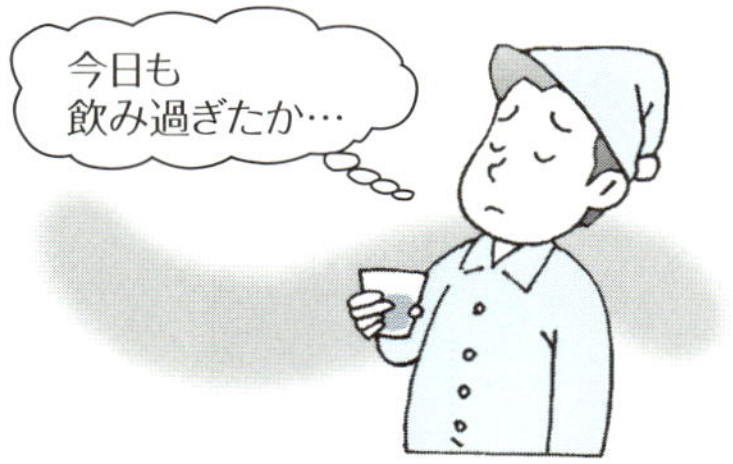

寝酒も効果なし

くなった。ちょうどそのころ、海外の文化としてナイトキャップ（寝酒）を取り上げた記事を目にしたこともあって、少しでも寝つきをよくしようと寝酒を始めた。もともとお酒は好きなほう。初めのころは眠りやすくなったように感じたので、そのまましばらく続けていたら、どんどん飲酒量が増え、かえって眠れなくなってしまった。

通常は不眠状態になっても、不眠となっている原因が解消されれば数日から数週間でまた眠れるようになります。数日眠れなくても悩みすぎる必要はありません。また、自分で不眠症状を改善する効果的な対処法もあります。それでも改善されない場合は、専門医に相談してみましょう。

ここで紹介した各ケースの原因と対処法については、第3章以降で詳しく解説していきます。

Column
8時間睡眠が健康によい？

昔からよく聞かれる「健康のためには1日8時間の睡眠が必要」という8時間睡眠説。誰がいつ言い始めたのかはわからず、いまでも「それが健康によい」と信じている方は多いようです。

そもそも睡眠時間には、個人差があります。日本人の平均睡眠時間は7時間42分ですが、1日4時間ほどの睡眠で十分な方もいれば、9時間以上眠らないと寝足りないという方もいます。両者の睡眠時間には、実に5時間以上もの差があるわけです。

必要な睡眠時間は、年齢によっても変わってきます。5歳から90歳までの3577人の脳波データを解析した結果、平均睡眠時間は15歳ですでに8時間を切り、70歳を超えると6時間を下回ることがわかりました。

あくまでも平均での話ですが、睡眠時間は年齢とともにどんどん短くなっていきます。年齢ごとの平均睡眠時間が示しているように、8時間睡眠は60代以上の方にとってはもちろん、30代から50代の働き盛りの方の必要睡眠時間としても明らかに長すぎます。

8時間以上眠るのは中学生くらいまでで、70代になれば身体的にそんなに長く眠らなくてもいいので、多くの方は正味6時間程度の睡眠で大丈夫です。8時間睡眠を理想とする説は、特に高齢の方にとってはあまり意味がないばかりか、時に逆効果となることがあります。「健康

Column
8時間睡眠が健康によい？

「8時間睡眠が健康によいだろう」と8時間眠ろうとして無理に横になっていると、寝つけない時間が長くなったり、途中で目が覚めることが多くなったりして、かえって睡眠の質が低下してしまいます。

　健やかな睡眠を保つためには、睡眠時間には個人差があり、年齢とともに短くなることを念頭に置いて、必要以上に睡眠時間を気にしないことが大切です。

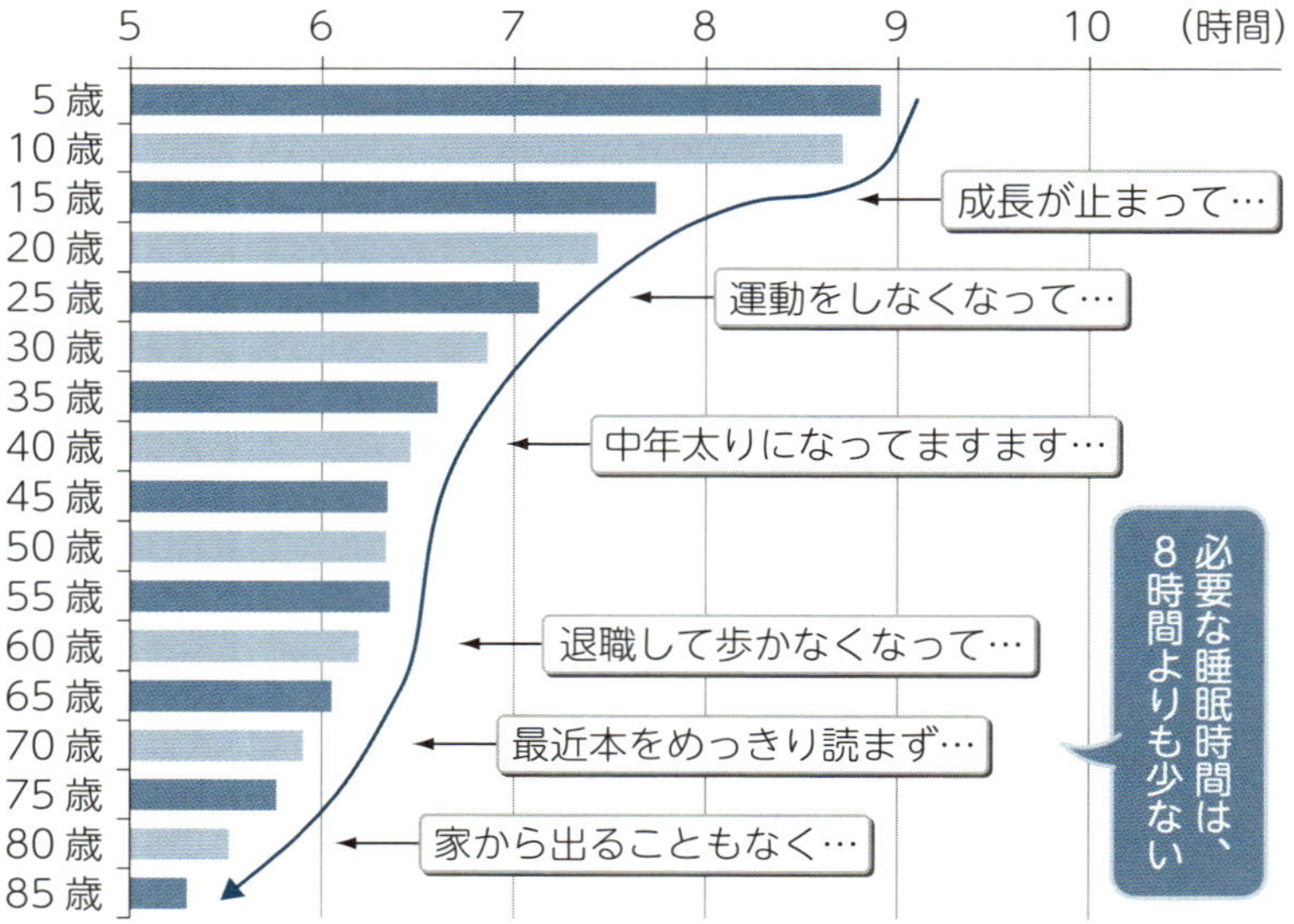

年齢別の必要睡眠時間

（Ohayon MM, et al. Meta-analysis of quantitative sleep parameters from childhood to old age in healthy individuals: developing normative sleep values across the human lifespan. Sleep. 27(7), 2004より作成）

第2章

睡眠って何？

1 なぜ睡眠は必要なのか？

脳と体の疲れを癒す

第1章でもご説明したように、日本人の睡眠時間は平均して8時間弱です。つまり、人生の3分の1を眠って過ごしています。例えば現在75歳の方なら、25年を睡眠にあててきたことになります。

では、私たちはどうして眠る必要があるのでしょうか。その一番の理由は、起きている間に使った脳と体を休ませて、たまった疲れを回復させるためです。

デスクワークが中心であまり体を動かさない方でも、脳は活発に働いていて、たくさんエネルギーを使っています。また、体の疲れは横になって休めばある程度回復しますが、脳は私たちが目を覚ましている限り、休むことができません。

私たちの体は、日中に動いている間は脳の温度が高く保たれ、夜間に眠っている間は体から熱を逃がして脳を冷やすような仕組みになっています。そのようにして脳の疲れを回復させているのです。

睡眠には、ストレスを解消する効果もあります。「一晩ぐっすり眠ったら、いやなことを忘れた」といいますが、このことをいっているのかもしれません。睡眠は、ストレス解消法の一つでもあるのです。

すべての動物は人間と同じように眠ります。その睡眠時間は動物の種類によって異なり、通常は、体重当たりのエネルギー消費量が多い動物ほど、長い時間眠ります。睡眠には疲労を回復させるだけでなく、エネルギーを節約する目的もあるのです。

人間の場合は、年齢とともに睡眠時間が減り、深い眠りも少なくなっていきます。成長するにつれてあまりエネルギーを使わなくなるのですから、眠り方が変わっていくのも当然のことといえるでしょう。

体の成長や病気の予防

睡眠は、体の成長や病気の予防という面でも大事な役割を果たしています。

私たちが眠っている間、脳から「成長ホルモン」が分泌されます。このホルモンにはいろいろな働きがありますが、骨や筋肉の成長を促す働きがあり、特に子どもには多くの成長ホルモンが必要です。成長期の子どもは大人よりも長く眠る必要があります。

成長ホルモンは子どもだけでなく、大人にとっても大事です。このホルモンには成長を促す働きに加えて、日々ストレスを受けて傷ついた細胞を修復したり、そのためのタンパク質の合成をコントロールするといった働きがあります。

この成長ホルモンに関しては、誤解が多く、その一つが、夜10時から深夜2時までの間しか分泌されないというものです。女性誌の記事などでこれを「ゴールデンタイム」や「シンデレラタイム」などとよび、この時間帯に眠っていることが「美容によい」と紹介されていることがありますが、実はこれは正しくありません。

たしかに成長ホルモンは前述のような細胞の修復機能がありますから、結果的に美容にもよいのですが、分泌される時間は決まっていません。成長ホルモンが分泌されるのは、眠りについてから3時間くらいまでの深い眠りに入っている間で、何時から何時までと時間帯が決まっているわけではありません。日中でも深く寝たら、その間にも成長ホルモンは分泌されるのです。もちろん生活リズムの乱れは健康によくないという点から美容にもよくないのですが、成長ホルモンの分泌のために特定の時刻に寝る必要はないのです。

睡眠はもう一つ、私たちの体を細菌やウイルスなどから守る「免疫力」を保つうえでも大事な役割を担っています。

私たちの体の中には、免疫で大きな役割を果たしている「ナチュラルキラーセル」という細胞があります。〝生まれつきの殺し屋〟という恐ろしい名前がついたこの細胞の役割は、細菌などに感染した細胞を攻撃して感染の拡大を防ぐことです。細胞の殺し屋です。ナチュラルキラーセルは、日中に活発に働い

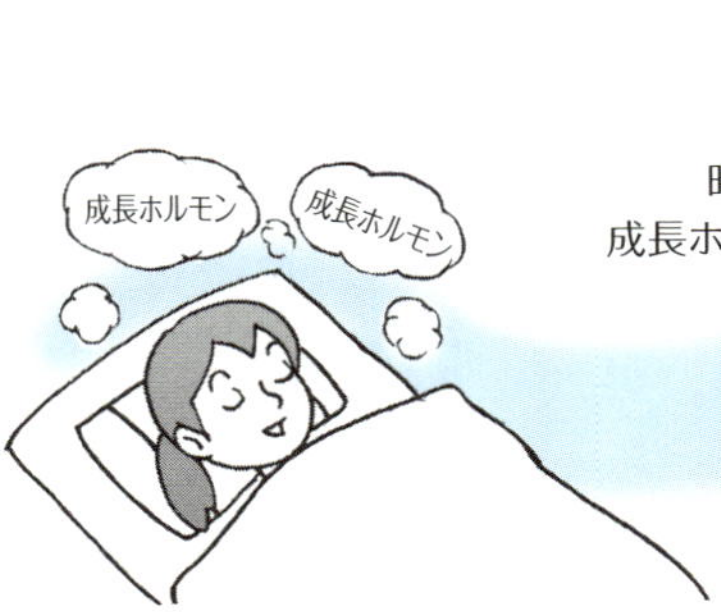

時間に関係なく、
成長ホルモンは寝ている間に
分泌される

て、夜間は静まります。というのも、私たちがけがをしたり、外気や他人と接触して細菌に接するのは、体を動かしている日中だからです。

夜間には、細菌やウイルスなどに抵抗して体を守る「抗体」が長い時間をかけてつくられています。

ですから、睡眠のリズムが乱れて昼と夜が逆転した生活をしていると、ナチュラルキラーセルが静まっている時間帯に、活発に行動することになるので細菌やウイルスなどに感染しやすくなるのです。

記憶を脳に刻み込む

睡眠には、その日の出来事や学習したことを整理して、記憶として脳に刻み込むという役割もあります。

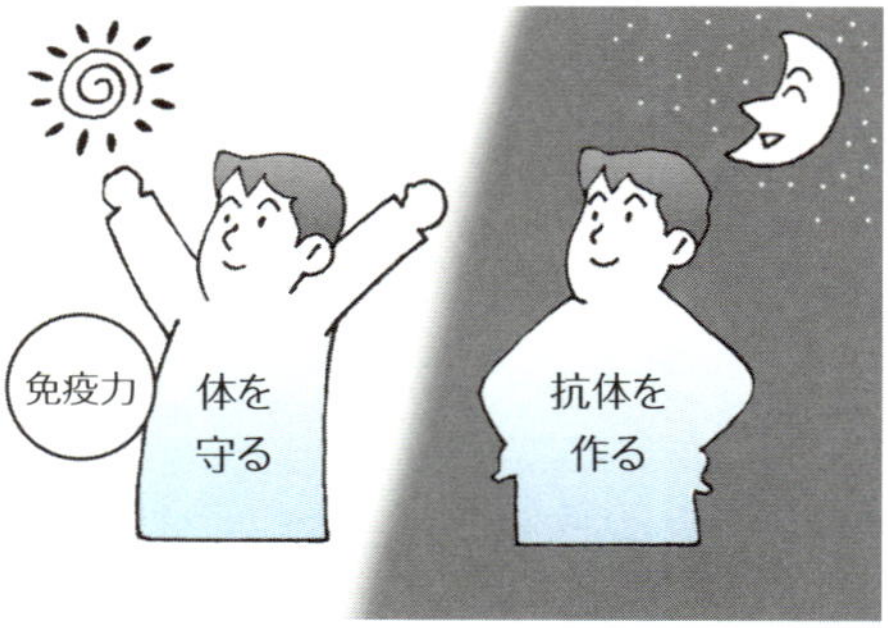

昼夜逆転すると免疫が低下する

「睡眠学習」というのを聞いたことがありますか。眠っている間に特殊な音を聞かせることで脳の働きを活発にしたり、単語を記憶させたりして学習効果を高めるといった試みです。しかし、現在行われている研究はどれもまだ実験段階で、どんな種類の記憶に効果があるのか、学習効果はどの程度なのか、記憶を長期間保つことができるのかなど、不明な点がまだたくさん残されています。

「絶対に成績が上がる！」などと言える睡眠法はありませんが、睡眠と学習能力には重要なかかわりがあります。

例えば、記憶を脳に刻み込むうえで睡眠が大きな役割を果たしていることは、すでにわかっています。夜に勉強をして8時間眠った後に学習内容を思い出させるパターンと、朝勉強をして8時間後に思い出させるパターンを比べる実験では、睡眠をはさんだほうが明らかによく覚えているという結果が出ました。ですから、学習内容をしっかり記憶するためには、寝る前に勉強をし、勉強した後にはきちんと睡眠をとるようにしたほうが効果があるといえます。

では、学習効果を高めるためにはどれくらいの睡眠時間が適切かというと、これは人によって違ってきます。

昔は受験生の間では、「四当五落」などと言われました。4時間睡眠だと試験に合格して、5時間眠ると不合格というわけです。たしかに1時間長く起きて勉強をすれば、より多くの単語を覚えられるかもしれません。しかし、睡眠不足の状態になると、覚えたことが思い出せなくなったり、計算能力が落ちたりします。睡眠時間が足りないと、脳の機能は落ちるのです。そしてその睡眠時間が問題です。同じ4時間睡眠でも、それほど睡眠不足の状態にならない方がいる一方で、睡眠不足で眠くて仕方がないという方もいます。

寝る間を惜しんで勉強に励んでいる受験生は多いと思いますが、学習効果を高めるためには、自分に合った睡眠時間を確保することが大事です。

2 眠りのメカニズム

眠るための体の準備

私たちは毎日、ほぼ同じ時刻に眠りにつき、7~8時間ほど眠ると自然に目を覚ますという生活パターンを繰り返しています。

眠りにつく前には「眠気」を感じます。この眠気とは、体が欲している「眠りたい」というサインで、原因となるのは起きている間にたまった疲労です。

眠気は、起きている時間が長いほど強くなります。例えば徹夜で仕事をするなど長時間起きていた後は、ふだん寝つきの悪い方でもすぐに眠りにつき、深い眠りに入ることが知られています。

私たちが眠りにつく前に、体内では眠るための準備が進んでいきます。まず眠る1～2時間ほど前から「メラトニン」というホルモンが分泌されます。これは眠気を誘って眠りを保ち続ける働きを持ったホルモンです。

同じころ、体内の熱が外に放散され、脳の温度が下がります。眠りにつく前の赤ちゃんの手足がほかほかと温かくなるのは、体内の熱を逃がしているからです。

また、質のよい睡眠を維持するためにはメラトニン以外にも、自律神経などさまざまなものがハーモニーを奏でるように協調し合って働く必要があります。

眠りに欠かせないメラトニンが分泌される時間や量は、朝の太陽光を浴びて規則正しく生活することで調整されます。そのため、不規則な生活や昼間に太陽光を浴びないような生活を続けているとメラトニンがうまく分泌されず、不眠などの原因になります。

人の一生をみると、メラトニンは1～5歳の幼児期に最も多く分泌され、年齢とともに分泌量が減っていきます。成長するにつれて睡眠時間が減っていくのは、こうした変化のせいでもあります。

眠りを誘うメラトニンとは逆に、目を覚まさせるように働くのが「副腎皮質ホルモン」です。

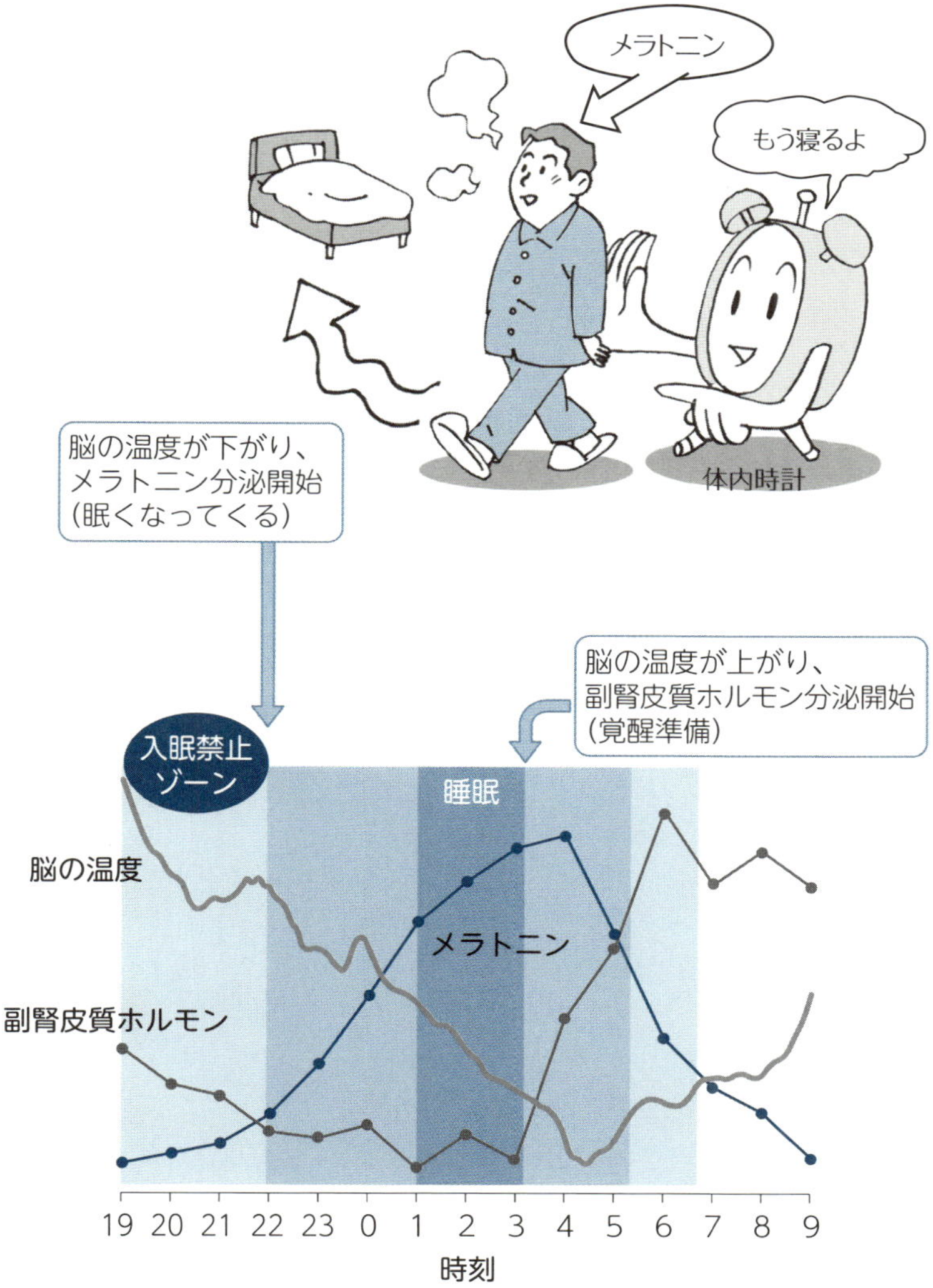

図2-1　眠りのメカニズム

（e-ヘルスネット「眠りのメカニズム」より作成）

朝方になるとこのホルモンの分泌が始まり、脳の温度も自然に高くなって健やかな目覚めを迎えます。

脳の温度、メラトニン、副腎皮質ホルモンのほか私たちの眠りは多数の生体機能に支えられています。一つひとつの生体機能のリズムと睡眠時間とが調和して健やかな睡眠が形作られているのです。

先ほどご説明したように、眠るための体の準備は眠る1～2時間前から始まりますが、実はその前に、最も目が冴えて覚醒力が強まる時間帯があります。この時間帯にはいくら眠ろうとしても眠れないため、「入眠禁止ゾーン」とよびます。

私たちの睡眠は、起きている間にたまった疲れを回復させようとする「睡眠欲求」と、睡眠欲求に逆らって目を覚まさせる「覚醒力」の働きによって調節されています。

覚醒力は、ふだんの就寝時刻の1～2時間前に急速に弱まります。その結果、私たちは睡眠欲求に負けて眠りに入ります。逆にふだんの就寝時刻の2～4時間前、夜11時に寝ている方なら夜7時～9時にかけての時間帯は覚醒力が最も強くなるため、寝床に入って眠ろうとしてもなかなか眠れません。この時間帯が入眠禁止ゾーンです。

睡眠に悩む方の中には少しでも長く眠ろうとして、より早めに寝床に入ろうとする方がいます。それが入眠禁止ゾーンの時間帯であれば、いくら頑張っても眠れません。その結果、眠れないことがストレスになって、睡眠の悩みがさらに深まる悪循環に陥ってしまいます。

眠りにつくためには、事前に体の準備が整う必要があり、眠たくないのに無理に眠ろうとするのは、かえって悪い結果を招きます。これはとても重要なポイントです。

レム睡眠とノンレム睡眠

睡眠は、「レム睡眠」と「ノンレム睡眠」に分けられます。同じ睡眠でも、この二つはまったく性質が違います。

私たちが眠っているとき、閉じたまぶたの内側で眼球が素早く動いていることがあります。みなさんの中には、家族の寝顔を見ていて気づいた方もいらっしゃるでしょう。レム睡眠の「レム（ＲＥＭ）」とはRapid Eye Movementといって、この眼球運動を指し、眼球運動がある眠りの状態をレム睡眠、眼球が動かない眠りの状態をノンレム睡眠とよびます。

一晩の眠りのうち、約8割がノンレム睡眠で、残りの約2割がレム睡眠です。眠りにつくと、まずノンレム睡眠の状態になり、その途中でレム睡眠が入り込んできます。およそ90分ごとにこの周期を繰り返します。

レム睡眠とノンレム睡眠には、それぞれ眠りの深さによって段階があります。特にノンレム睡眠は眠りの深さによってステージ1からステージ4までの4段階に分けられ、眠りの深いステージ3とステージ4は「深い眠り」とよばれています。これは疲れた脳を冷やして休めるための眠りで、人間やサルの仲間など、脳が発達した高等動物だけに見られます。

一方、レム睡眠はほかの動物にも見られる眠りで、全身の筋肉を緩め、エネルギーを節約して体を休めるのが主な目的だといわれています。

人間の場合、若年者と高齢者の眠りには明らかな違いがあります。眠りにつくとまずノンレム睡眠の状態になり、およそ90分周期でレム睡眠が入り込むのは同じですが、ノンレム睡眠のステージ3とステージ4の状態は若年者のほうがはるかに長く続きます。また、高齢者は途中で眠りが浅くなり、目を覚ますことも多くなります。睡眠時間だけではなく、眠りの性質も年齢とともに変わってくるのです。

ところで私たちが夢を見るのは、レム睡眠のときです。夢を見ていないという人でも実は夢を見ていて、目が覚めたときに夢の内容を忘れていると「夢は見ていない」と感じます。

「金縛《かなしば》り」は意識はあるのに体が動かないという状態です。私たちの体は夢を見ている間、夢のとおりに体を動かしてしまうとけがをする恐れがあるため、首から下が動かないように体内のスイッチが切り替わります。このとき何らかのきっかけで目が覚めてしまうと、体が動かせないので驚いてしまいます。それが金縛りの正体です。しばらく経てば、またスイッチが切り替わり体が動かせるようになります。

ノンレム睡眠の、特にステージ3とステージ4は、脳を休めるための大切な時間帯です。ノンレム睡眠で

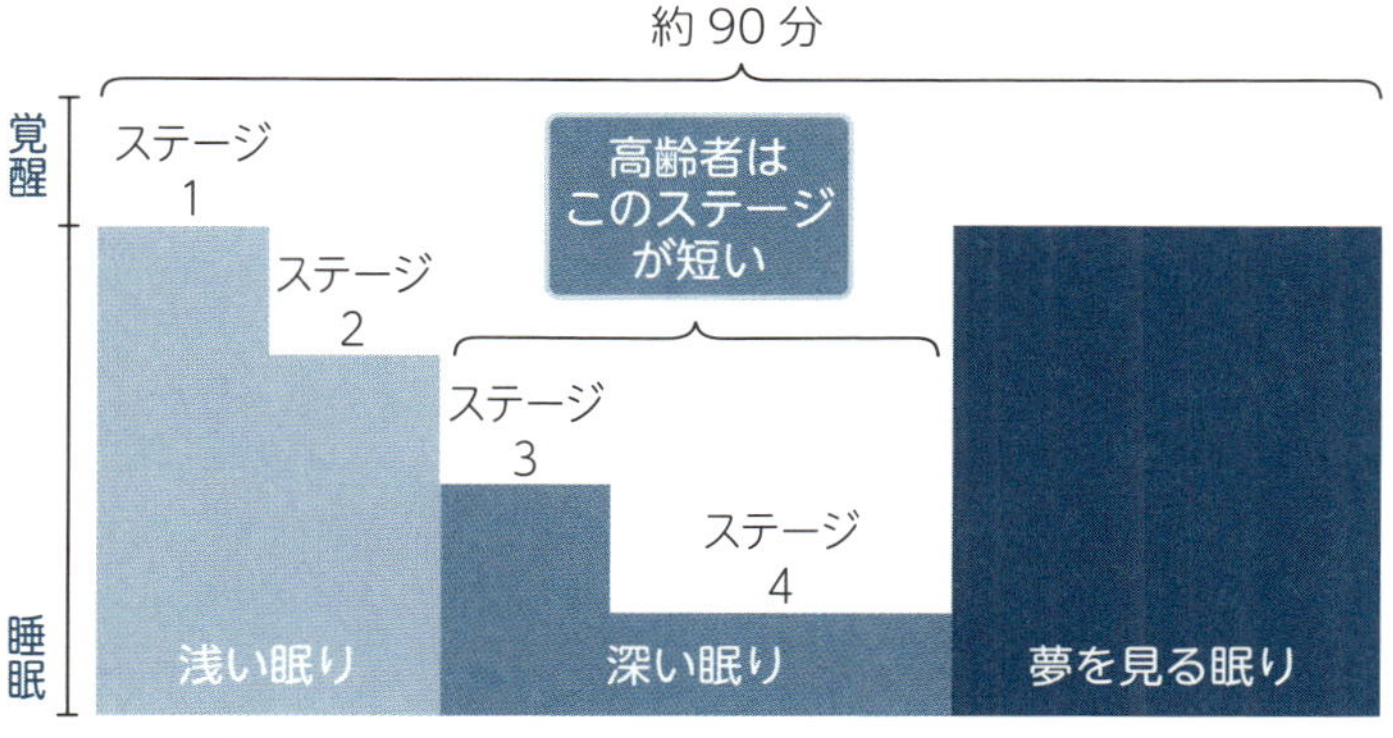

図2-2 浅い睡眠と深い睡眠

も、これ以外のときは眠りが浅くなることがあります。

また、レム睡眠は、夢を見るなど大脳皮質が活発に活動しているため浅い眠りだと勘違いされることがありますが実際には違います。レム睡眠のときには音を聞かせたり体を揺すったりするなどの刺激を与えても、目を覚ましにくいことがあります。

少しややこしい話になりましたが、レム睡眠とノンレム睡眠はそれぞれ眠りの深さを変えながら、交互にあらわれ、それが一晩眠っている間に、4~5回ほど繰り返されているのです。

そして睡眠周期は寝始めが最も深く、起きる時間が近づくとだんだん浅くなってきます。

3 体内時計って何？

時計のように働く仕組み

私たちは一般に、早寝早起きの人を「朝型」、夜更かしで早起きが苦手な人を「夜型」とよびます。簡単に言えば、朝に強いのが朝型で、夜に強いのが夜型です。

昔から「早起きは三文の徳」と言うように、一般的に夜型よりも朝型のほうが健康的、勤勉なイメージがあるのか、世の中では評価されているようです。しかし、睡眠時間に個人差があるように、実は眠りやすい時間帯にも個人差があります。それを決めているのが「体内時計」です。

体内時計とは、睡眠を支える体の機能のリズムをおよそ24時間の周期で調整するための仕組みです。夜になると自然に眠くなり、朝になると目が覚めるのも、この体内時計のおかげです。

体内時計は実は一つではなく体の中のいろいろな場所にあります。それぞれ体のいろいろな器官の働きに作用しています。そして、それらをコントロールする体内時計、「親時計」があります。親時計は脳の中にあります。この親時計が体中の「子時計」たちに指令を出して、体内の時間を合わせているのです。

私たちが社会生活の基準にしている時計の周期は、地球の自転をもとにして1日24時間と決められています。目覚まし

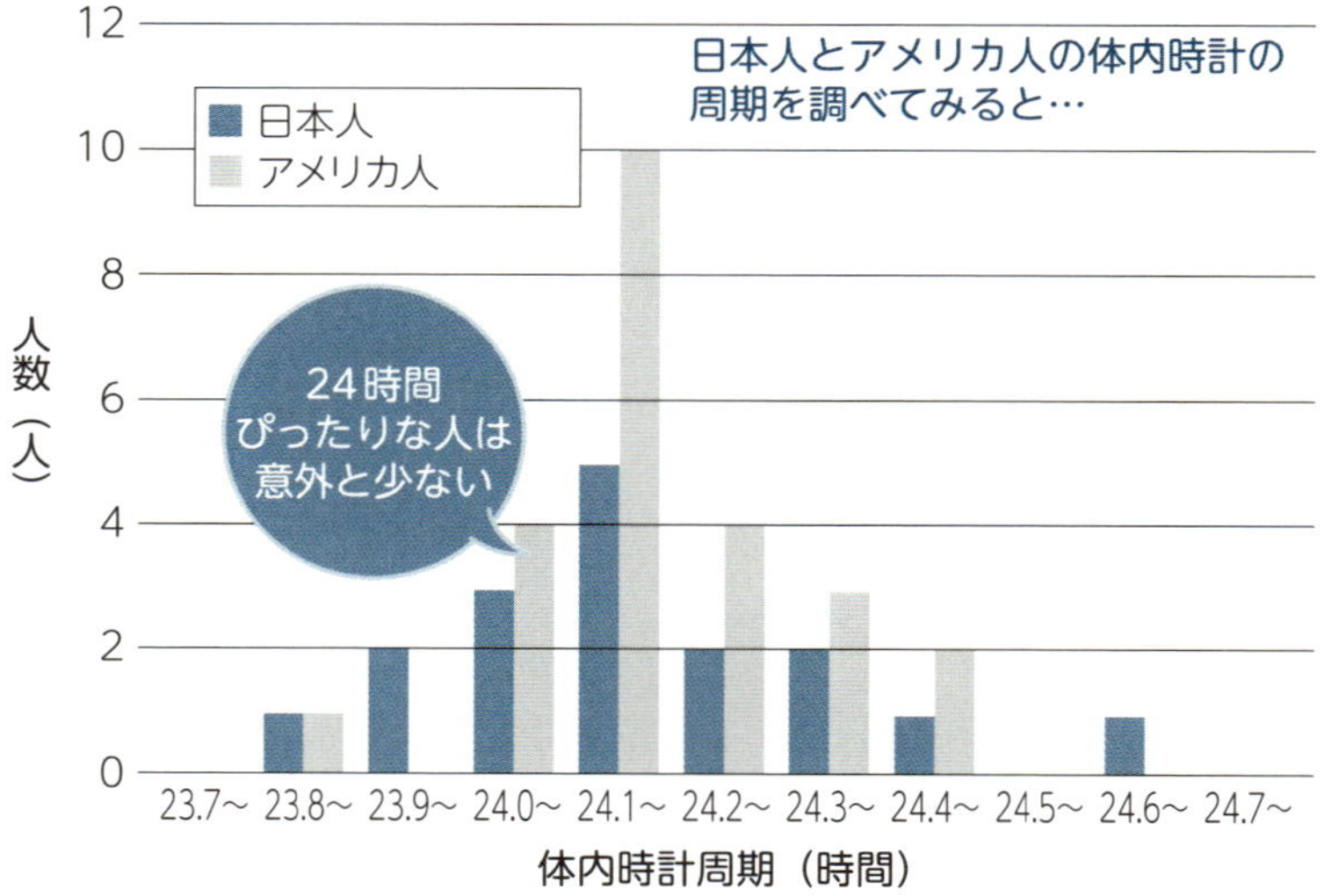

図2-3 日本人の体内時計の周期

時計も腕時計も、テレビの時刻もすべてこの周期に合わせて動いています。しかし、体内時計の周期は人それぞれで、平均の周期も24時間ぴったりではありません。ですから、放っておくと毎日少しずつ、時計の時間とずれてくるのです。

ずれていること自体は知られていて、一昔前までは、「体内時計の周期は25時間」といわれていました。いまでもこの説を信じている方は多いようですが、実は間違いです。最近の研究の結果、体内時計の平均の周期は24時間10分前後であることがわかりました。また個人差が大きく、24時間30分を超える人もいれば、24時間よりも短い人もいるのです。

25時間周期説は、古い測定方法で導き出されたものです。昔はこの実験を社会的な時間の影響と切り離すために被験者を洞窟や防空壕などに隔離して行っていました。隔離することで社会生活や時計の影響を受けなくなるだろうとは考えていたのですが、光の影響はあまり重要だと考えられていなかったため、被験者が目覚めると当然のように人工照明が使われていました。しかし、実際には体内時計は光の影響を強く受けるのです。

その結果、実験結果にも人工照明が影響してしまい、周期が25時間くらいに見えた、というのが真相です。25時間には届きませんが、体内時計の周期が標準よりもかなり長い方がいて、そういう方は睡眠のリズムがどんどん狂ってしまうので、とても苦労しています。

脳の親時計がズレを調整

体内時計の周期が24時間に近い方は、苦労しなくても毎日ほぼ同じ時刻に眠たくなり、目覚ましがなくても起きられます。しかし、例えば体内時計の周期が24時間よりも長ければ長いほど、夜更かしのほうにズレやすくなります。ちょっと気を緩めると夜型の睡眠リズムに陥りやすくなり、寝つきも目覚めも悪くなってしまいます。このズレが30分ともなればもっと大変です。毎日親時計をリセットしてズレを修正しなければなりません。このズレを修正してくれるのが「光」です。特に光を目で認識することが大事です。

朝起きて朝日を浴び、目にしっかり光が入ると、脳の中の親時計がズレを調整して地球の時計に合わせてくれます。そして、親時計が体中の子時計たちに指令を出すことで、私たちが日中に活発に活動できるように、血圧や脳の温度などが最適な状態になります。

逆に夜になってあたりが暗くなってくると、親時計が脳にメラトニンを出させて、子時計たちをお休みモードにします。そして、体が眠るための準備を整え始めるのです。

ところが、現代社会では夜になっても当たり前のようには暗くなりません。照明が明るい部屋で夜遅くまで過ごしていると、親時計が「まだ夜じゃない」と勘違いして、時計の針を戻してしまいます。そうなると、体中の子時計たちは休むことができないため、地球の時間とどんどんズレていって、睡眠のリズムが乱れてしまいます。

その結果、日中に強い眠気に襲われたり、食欲が落ちたり、夜に眠れなくなったりといったさまざまな体の不調を引き起こしてしまうことがあります。

夜型にズレてしまった体内時計を元に戻すには、太陽の光を浴びるのが一番です。朝起きたらカーテンを開けて陽の光を取り込み、窓の近くで20～30分も浴びれば、体内時計はリセットされてかなりリズムを戻すことができます。また、通勤や散歩の途中でなるべく背筋を伸ばして顔を上げて歩くようにすれば、目にしっかり光が入ります。

逆に夜はだんだん家の中の照明を暗くしていきましょう。明るい光を長時間浴びないようにします。照明の中でも、青い光のほうが赤い光よりも体内時計への影響が大きいといわれています。特にテレビやパソコンなどの液晶画面は青い光が強いので、夜にこうした機器を使う方は明るさを少し落とすようにしましょう。

また、最近では蛍光灯や電球にもいろいろな色のものがあります。夜間に使う照明を赤っぽい光のものに変えるのも不眠対策には効果があります。

ただし、睡眠のリズムが夜型にズレている方の多くは若年者です。逆に高齢者に多いのは朝早く目が覚めてそのまま眠れなくなる、つまりリズムが朝型にズレてしまうケースで、中には、睡眠のリズムを整えるために夜に強い光を浴びる治療を受けている方もいます。

朝早く目が覚めることに悩んでいる高齢の方は、朝の光をなるべく浴びないように注意して、散歩も夕方から夜にかけてするように心がけてください。

Column
朝型の人は夜勤シフトに不向き？

日本人は、ここ50年の間にどんどん夜型になり、睡眠時間が減っています。

その理由の一つは、シフトワーク（交代制勤務）の増加です。

現在、日本の就業人口の27パーセントが夜勤をともなうシフトワークに従事していて、そうした方々の仕事中の眠気によるミスや夜勤明けの不眠による事故、けがなどが社会的な問題になっています。

夜勤をともなうシフトワークは、言ってみれば国内にいながら海外旅行を繰り返しているようなもので、時差ボケ状態を引き起こす原因になります。これまでに1回でも時差ボケを経験したことがある方は、それがどんなにつらいものかおわかりでしょう。

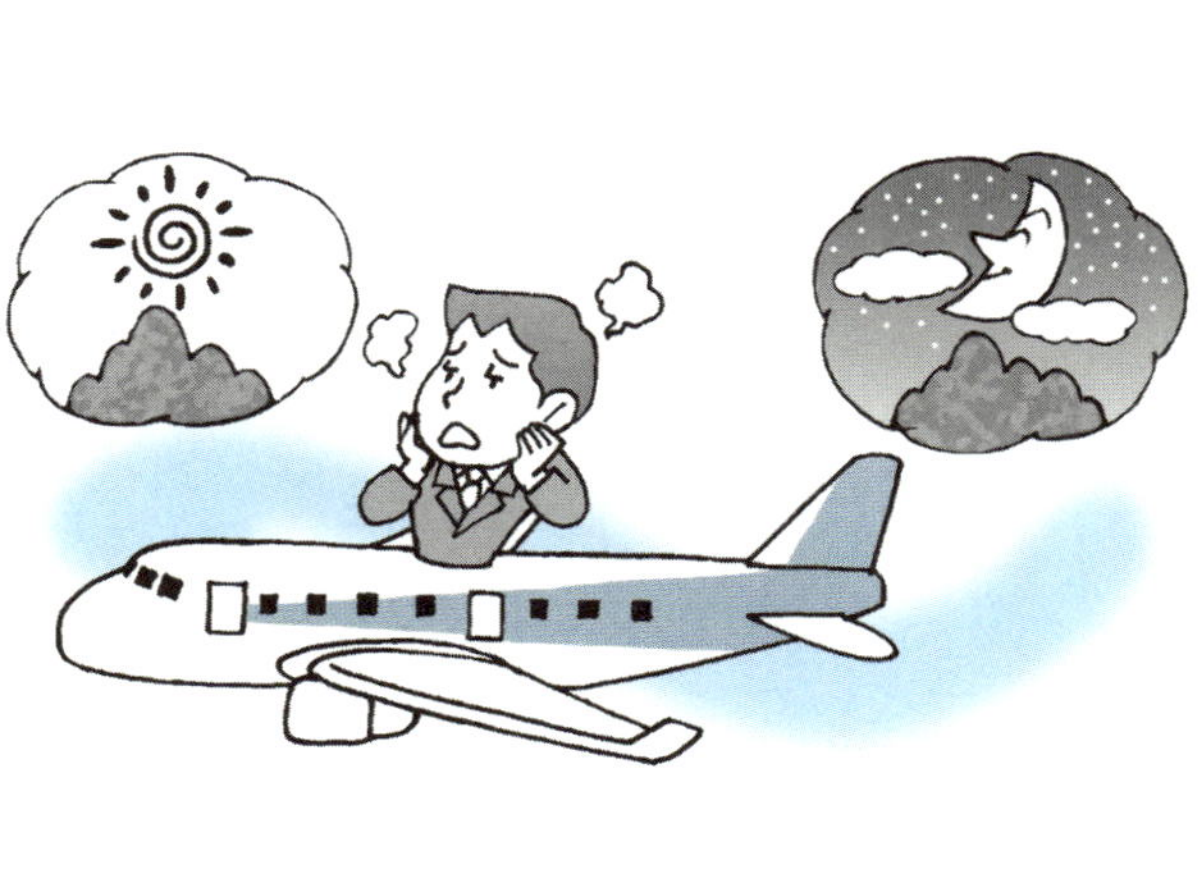

Column
朝型の人は夜勤シフトに不向き？

体質的に夜勤に不向きな方もいます。体内時計のリズムが早寝早起きの朝型の方は、夜型の方に比べて夜勤シフトに向いていないことがわかっています。朝型の方にとっては、勤務時間と睡眠のリズムを調整して夜間に活動することがとても難しいのです。

朝型の方と夜型の方を同じくらいの寝不足状態にして比べてみると、夜勤の際には朝型の方は夜型の方よりもはるかに強い眠気を感じます。眠気からミスをする可能性が高くなることも考えられます。

こうした朝型、夜型の違いによる悩みを解決するためには、睡眠のリズムに合わせて生活のスケジュールを変えることが有効です。しかし、不規則な交代制勤務だとリズムに慣れるのも大変です。

自動車の生産ラインなどでは、1週間に1〜2回の夜勤がある変化の多いシフトではなく、数週間から数ヵ月くらいの長期のシフトを採用しているところもあります。最初の数週間は日中の勤務につき、次の数週間は夜間の勤務につくというシフトです。

こうすれば、時間をかけて睡眠のリズムを調整することができますので、1週間単位の夜勤シフトよりも体への負担が少なくなり、結果的に工場の生産性も高まると考えられています。

第3章

睡眠障害って何？

1 不眠症状≠不眠症

不眠症の診断基準

日常生活でいやな出来事があったり、気がかりなことがあったりして、眠りたくても眠れない。そんな経験をしたことのある方も多いでしょう。また、ほんのささいなこと、例えば旅行先で泊まったホテルのベッドが自宅のベッドよりも少し固いといったことが気になって、夜明け近くまで寝つけない、などといった話も珍しくありません。

私たちは眠ることで心身を休め、健康を保つことができます。多くの方たちは、夜には自然に眠たくなって寝床に入り、いつの間にか眠りにつきます。ですから、どんな原因であってもよく眠れないというのは、本当につらいことだと思います。

睡眠に問題を抱えている方たちは、「寝つきが悪い」「長く眠れない」「夜中に何回も目が覚める」「よく眠ったという満足感がない」といったさまざまな不眠症状を感じています。とはいえ、そうした不眠症状があっても、治療が必要な「不眠症」であるとは限りません。

何らかの理由で眠れなくなっても、通常は数日から数週のうちにまた眠れるようになります。しかし、ときには不眠がよくならず、1ヵ月以上続く場合があります。

眠れないことで日中に倦怠感を覚えたり、食欲が落ちたり、意欲や集中力が低下したりするほか、気分が沈んで何もする気がしない抑うつ、頭が重い感じ、めまいといったさまざまな不調があらわれることもあります。

専門医を受診して病気として治療が必要な不眠症と診断されるのは「夜間の不眠症状が長期間にわたって続いている」ことに加えて、「日中に体や精神の不調を自覚して生活の質が低下している」ことが認められた場合です。

第1章でいくつかご紹介した不眠の症状のうち、ケース1の男性は「半年ほど前から夜中に1、2回、目が覚めるようになった」と訴えていますが、「夜中に目が覚めるだけで、日中に眠気を催したり、体の不調を感じたりすることはない」とも言っています。

このケースでは日中の不調を感じていませんので、慌てて睡眠薬を服用したりする必要はありません。67歳という年齢からいって、夜中に目が覚めるようになったのは加齢による睡眠リズムの変化だと考えられます。

繰り返しますが、不眠症とは「不眠が1ヵ月以上続いて、しかも日中にさまざまな不調を感じている」状態です。どんなに寝る時間が短くても、日中起きている時間に不調がなければ治療の必要があるとは判断されません。不眠症かどうかを判断する際には、まずこの点をチェックしてみることが必要です。

2 さまざまなタイプの不眠

症状からみたタイプ

一口に不眠と言っても、さまざまなタイプがあります。

みなさんが訴える不眠症状は、大きく「入眠障害」「中途覚醒」「早朝覚醒」「熟眠障害」の四つのタイプに分けられます。

▼入眠障害――寝つきが悪い

比較的若い人の不眠症状の中で最も多く見受けられるタイプです。寝床に入って眠ろうとしても、なかなか眠れません。人

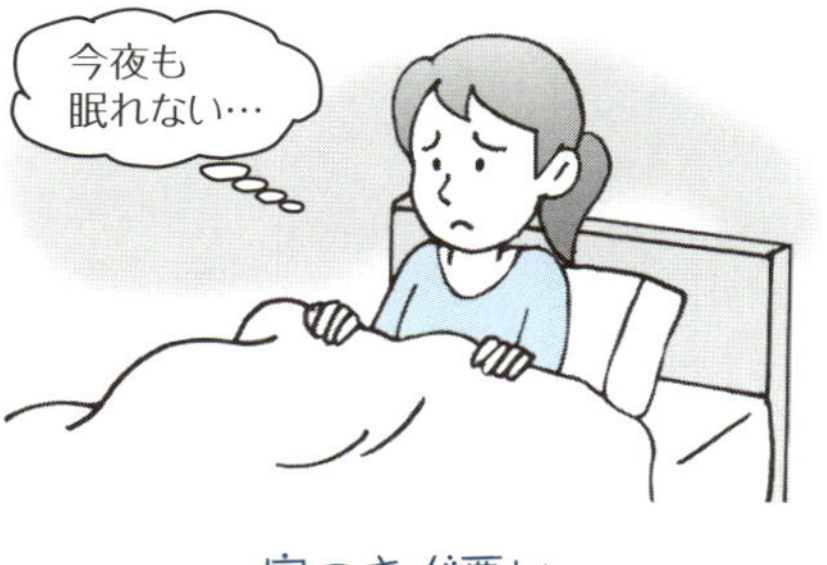

寝つきが悪い

によってはいやな出来事や気がかりなことが頭に浮かんで、ますます目が冴えてしまうこともあります。私たちの脳は、体を安静にしていると物事を深く考えやすい状態になるからです。

▼中途覚醒――夜中に目が覚める

中高年の不眠症で最も多く、眠りが浅く、途中で何回も目が覚めるタイプです。夜中に物音を聞いたり、トイレに行きたくなって目が覚めたという経験は誰にもありますが、このタイプで悩む人にはいったん目を覚ますと再び眠りにつくことができない「再入眠困難」のケースがよくあります。

▼早朝覚醒――早朝に目が覚める

朝早く目が覚めて、そのまま眠れなくなるタイプです。睡眠時間は年齢とともに短くなりますので、高齢

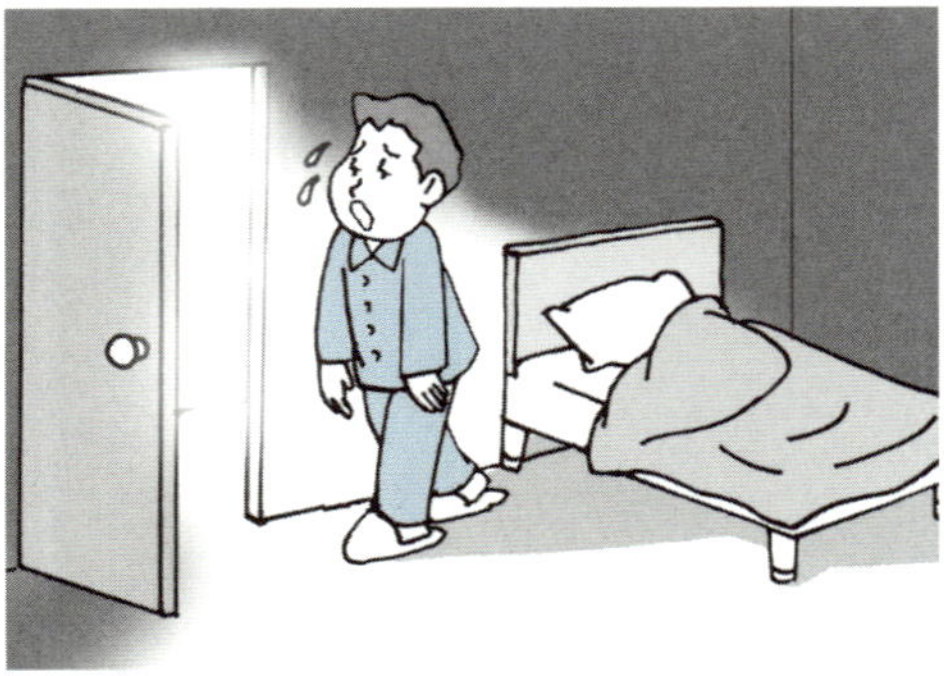

夜中に目が覚める

の方によく見られます。

朝早く起きてしまうことで、日中眠気を感じたり、夕方以降の早い時間帯に眠くなったりします。

▼熟眠障害――満足感がない

目が覚めたときに、ぐっすり眠れて休養できたという満足感がないタイプです。睡眠時間から考えるとよく眠っているように見えても、「眠った気がしない」「眠っていない」と感じるケースも少なくありません。

睡眠時間が短くなった高齢の方が少しでも長く眠ろうと無理に横になっていると、目を覚ましている時間が増えて、かえって「ぐっすり眠れない」と感じる場合もあります。

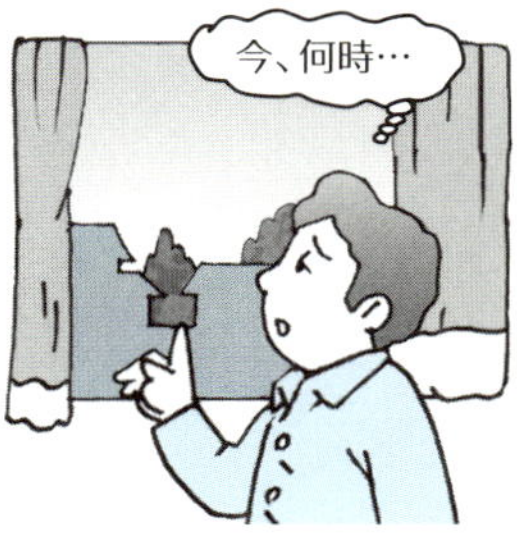

早朝に目が覚める

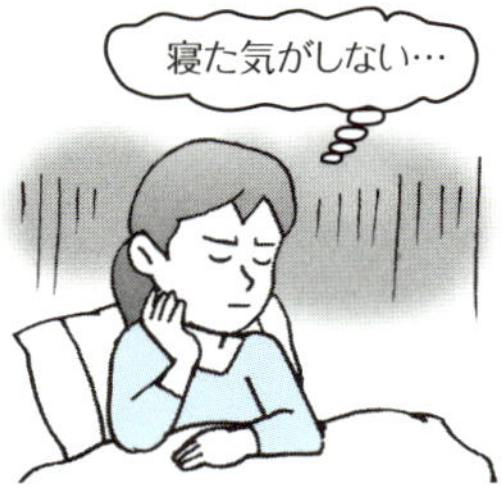

満足感がない

以上が症状からみた不眠のタイプです。ご自身の症状に近いものはありましたか。不眠は複数の症状が組み合わさってあらわれるケースもあります。一般的には、あてはまる症状が多いほど重症といえます。

メカニズムからみたタイプ

不眠のタイプは症状のほかに、不眠が起きるメカニズムによっても分類できます。「過覚《かかく》醒《せい》」「リズム異常」「恒常性異常」の三つが、メカニズムからみたタイプです。どういうものか説明しましょう。

▼過覚醒——不安や抑うつによる緊張で眠れない

もともと神経質で心配性の方が強いストレスを受けると眠れなくなり、そのストレスが解消された後でも緊張した状態が続いてしまうことがあります。こうした不眠やイライラのほか、ちょっとしたことに過敏に反応する、警戒心が強くなるといった状態が続くことを「過覚醒」

といいます。要するに、いつも何かを気にしてビクビクしているような状態です。

第1章でご紹介した不眠の症状のうち、ケース2の女性は、この過覚醒のタイプである疑いがあります。若いころからどちらかといえば眠りが浅く、気持ちの切り替えが下手で、心配事があるとほかのことが楽しめないという方に多く見受けられます。また、うつ病や不安症などの精神疾患にかかっている場合もあります。

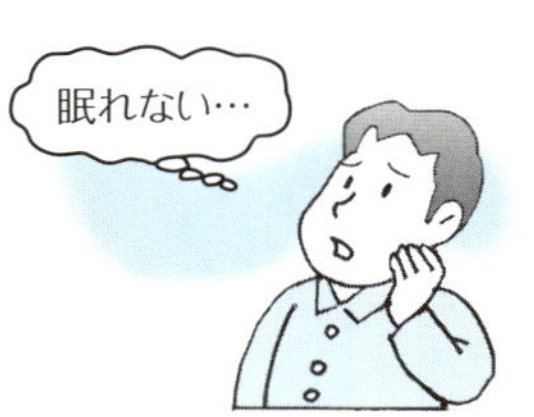

過覚醒

▼リズム異常——夜型や夜勤による不眠

もともと「朝型」の方は、一時的に夜更かし朝寝坊といった夜型の生活をしていても、これを夜11時半に寝て朝7時半に起きるといった朝型生活に切り替えようとすれば比較的簡単にできます。しかし、もともと「夜型」の方は眠りやすい時間帯が

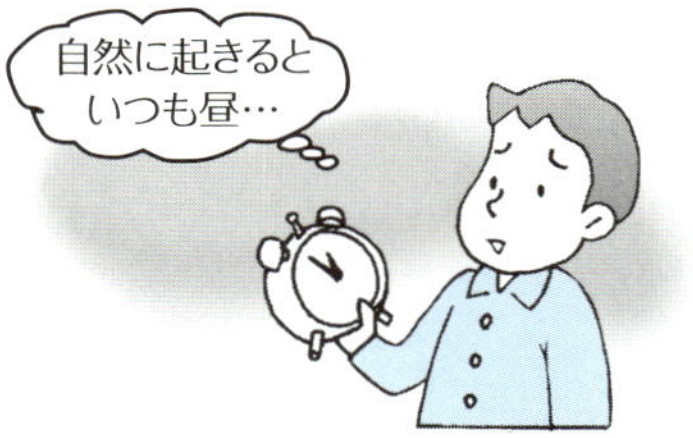

リズム異常

大幅にズレているため、睡眠のリズムを社会生活のスケジュールに合わせることができません。社会生活のスケジュールと自分の体内時計が合わないのです。こうした方は、朝型の方と同じように学校に行ったり、働いたりすることが非常に難しいのです。これを「リズム異常」といいます。リズム異常はもともとの体質であることがほとんどです。

第1章でご紹介した不眠の症状のうち、ケース3の女性は、このリズム異常のタイプである疑いがあります。また、夜勤があるシフトワークによって起きる不眠などもこのリズム異常に含まれます。

▼恒常性異常――恒常性の異常による不眠

私たちの体には、外部環境に左右されずに体内環境を一定に保つ「恒常性」とよばれる仕組みが備わっています。寒冷地で体温を保つことができるのも、この仕組みのおかげです。

同様に、この仕組みは、脳から睡眠と覚醒のバランスをとる指示を出すことで、その方にとって最適な睡眠時間を維持する

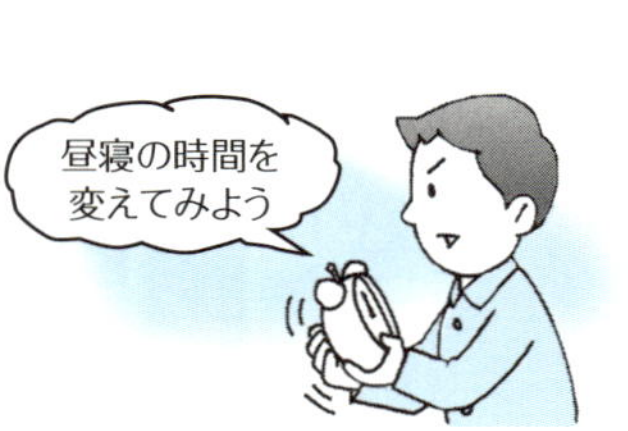

恒常性異常

のにも役立っています。睡眠不足の後に眠気が強くなったり、昼寝が長すぎて夜の睡眠が短く浅くなったりするのはそのためです。睡眠恒常性がうまく働かなくなると、不眠症の原因になります。

第1章でご紹介した不眠の症状のうち、ケース4の男性は、1時間半ほど昼寝をするのが習慣になっていることからみて、この恒常性異常のタイプである疑いがあります。活発に外出したり、会社に勤めるなど社会的な活動が少ないと、ますます体内時計のリセットが難しくなってしまいます。

昼寝自体は悪いことではありませんが、長すぎる昼寝は、夜間の眠りの質を落としてしまいます。逆に30分以下の短い昼寝は、血圧が下がったり、午後の集中力が増したりして、メンタルの状態がよくなるというメリットがあります。

不眠の治療では、不眠症状の特徴に加えて、不眠のメカニズムを正しく把握することが大事です。不眠を感じている方は、自分の不眠の原因を「過覚醒」「リズム異常」「恒常性異常」の三つの観点から見つめ直してみましょう。

3 不眠症は睡眠障害の一つ

不眠症とさまざまな睡眠障害

睡眠に何らかの問題があり、社会生活に支障をきたしている状態を「睡眠障害」といいます。一般的によく知られているのは不眠症ですが、睡眠障害は眠っている間の異常な症状や日中の強い眠気といったさまざまな病気をひとくくりにした呼び名で、不眠症は睡眠障害に含まれる病気の一つでしかありません。

睡眠障害は、病状の特徴からいくつかに分けられます。ここでは、一般の方にもよく見受けられる睡眠障害の特徴と治療法を簡単にご紹介しましょう。

不眠症の治療法については、第5章で詳しく解説します。

不眠症	・精神生理性不眠症（原発性不眠症） ・精神・身体疾患によるもの（うつ病など） ・アルコール・物質性 ・睡眠衛生不良　など
睡眠関連呼吸障害	・睡眠時無呼吸症候群　など
過眠症	・ナルコレプシー ・特発性過眠症 ・周期性傾眠症　など
概日リズム睡眠障害	・睡眠相後退症候群 ・睡眠相前進症候群 ・不規則型睡眠覚醒 ・非同調型、交代勤務型　など
睡眠時随伴症	・レム睡眠行動障害 ・睡眠時遊行症（夢遊病） ・睡眠時驚愕症（夜驚） ・悪夢、金縛り　など
睡眠関連運動障害	・レストレスレッグス（むずむず脚）症候群 ・周期性四肢運動障害　など
未分類の睡眠徴候	・睡眠時ミオクローヌス ・長・短時間睡眠　など
その他の睡眠障害	・致死性家族性不眠症 ・環境因性睡眠障害　など

図3-1　さまざまな睡眠障害

（米国睡眠医学会著、日本睡眠学会診断分類委員会訳『睡眠障害国際分類〈第2版〉』、日本睡眠学会、2011年より作成）

▼睡眠時無呼吸症候群

眠っている間に呼吸が何回も止まったり、浅くなったりする病気です。成人の約3～5パーセント、65歳以上の方の約10パーセントがかかっていると考えられています。

睡眠中に大きなイビキをかいたり、イビキの後に10秒以上呼吸が止まったり、あえぎや息がつまる感じがある場合は注意してください。

無呼吸によって眠りがこま切れになってしまうことで、日中に強い眠気を感じたり、集中力が低下したりします。その結果、仕事に支障が生じたり、居眠りで事故を起こしたりすることもあります。また、無呼吸によって体内に取り込む酸素が不足する状態が長期間繰り返されると、高血圧やさまざまな心臓の病気などを引き起こす原因になります。

診断には、眠っている間の脳波、呼吸、心電図、体の各部位の

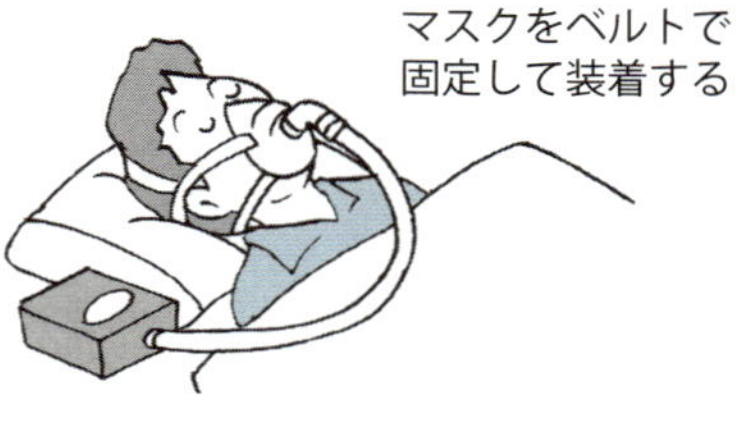

CPAP治療で無呼吸を防ぐ

運動などの状態を調べる「終夜睡眠ポリグラフ検査」を行います。

治療法には、マウスピース（口腔内装具）の装着と「CPAP治療」があります。

症状が重くない場合は、専用のマウスピースを口の中に入れて眠ることで無呼吸を防ぐことができます。マウスピースを使って噛み合わせを調節することで、気道の通りをよくします。

症状が重い場合は、CPAP治療が必要です。これは睡眠中、鼻につけたマスクに空気を送り込んで無呼吸を防ぐ治療法です。治療用の装置はコンパクトですので、自宅や旅行先で使うことができます。

これらは対症療法であって、根治はできません。治療器具を使わなければ、睡眠時無呼吸症候群の状態に戻ってしまいます。睡眠時無呼吸症候群は肥満が原因となっているケースも多く、その場合は根治のためにまずダイエットが必要です。また、睡眠薬やアルコールは病状を悪化させます。

▼レストレスレッグス症候群

むずむず脚症候群ともよばれます。その名のとおり、眠くなって寝床に入ると、脚を中心に耐えられないほどの不快な感覚が生じて眠れなくなる病気です。成人の約1～3パーセントがかかっていると考えられています。

不快な感覚とは、虫が這《は》うような感じ、むずむず感、痛みや痒み、脚が突っ張るなどの異常な感覚です。そのため、じっとしていることができずに脚を動かしたくなり、動かすと症状は楽になります。こうした症状は、夕方から夜間にかけて悪化します。

診断は、問診で行います。レストレスレッグス症候群と同時に起きやすいのが、脚が一定の時間を置いてピクンと動くことで眠れなくなる「周期性四肢運動障害」という病気です。この病気の診断には、終夜睡眠ポリグラフ検査を行います。

レストレスレッグス症候群の原因には、体内の鉄分が不足することによる貧血、慢性腎不全の透析治療、パーキンソン病、脊髄の病気、妊娠、精神科の薬の副作用などが考えられています。原因がはっきりしている場合は、そちらを先に治療します。レストレスレッグス症候群による不眠の場合は睡眠薬を使用しても、むずむず感などで目が覚めてしまうため、改善されません。パーキンソン病の治療薬であるL‐ドパ製剤などの薬剤による治療が行われます。

▼睡眠時随伴症

眠っている間に寝ぼけなどが起きる病気です。症状によって、ノンレム睡眠中に起きるものと、レム睡眠中に起きるものに分けられます。

ノンレム睡眠中に起きるのは、「睡眠時遊行症」（夢遊病とも言います）や「睡眠時驚愕《きょうがく》症《しょう》」（夜驚《やきょう》とも言います）などです。これらは子どもに多く見受けられる症状で、睡眠中に歩き回ったり、布団の上に座ったりするだけでなく、トイレでするように廊下でオシッコをしてしまうケースなどもあります。気づいた家族が途中で起こそうとしても、なかなか目が覚めません。

レム睡眠中に起きるのは、「レム睡眠行動障害」です。高齢者に多い症状です。夢を見たりするレム睡眠中は、通常は金縛り状態ですので、体が動くことはありません。しかし、レム睡眠行動障害では金縛りが解けて体が動くようになるため、夢の内容に合わせて寝言を言ったり、異常な行動をしたりします。よく見受けられるのは、激しい寝言や叫び、ケンカ、その場から逃げ出すといった行動です。

睡眠時随伴症の診断には、終夜睡眠ポリグラフ検査を行います。睡眠中に異常な行動が起きる病気としては「てんかん」などもありますので、診断を確定するようにしましょう。

子どもに多い夢遊病は、ほとんどが大人になるまでに自然によくなります。また、レム睡眠中のレム睡眠行動障害に対しては、薬を使った治療が行われます。

▼概日リズム睡眠障害

睡眠・覚醒リズムは、体内時計によって生み出されています。体内時計が刻むリズムは24時間よりも少し長いため、私たちは睡眠のリズムを調整しながら生活しています。

これに対して、睡眠と覚醒のタイミングがズレることによって社会生活に支障をきたしてしまうのが「概日リズム睡眠障害」です。

概日リズムとは、体内時計によっておおむね24時間ごとに繰り返される体内の変化のリズムのことで、睡眠と覚醒、深部体温（脳や内臓の温度）、血圧、ホルモン分泌などのリズムが含まれます。

リズムが通常よりも遅れたままになっているタイプを「睡眠相後退型」、リズムが毎日遅れ続けていくタイプを「非同調型」とよんでいます。

睡眠相後退型の方は、明け方近くにならないと眠ることができず、昼過ぎにならないと起きることができません。

非同調型の方は、眠りにつく時刻と目を覚ます時刻が毎日およそ1時間ずつ遅れていきます。この病気は、大切な用事があったとしても、自分の意志では起きることが難しいという特徴があります。

診断は、毎日の睡眠状態の記録や、睡眠・覚醒リズムを測定した結果などをもとにして行います。

治療は、リズムを整えるための「光治療」（高照度光療法　強い光を浴びる治療法）やメラトニン、もしくはメラトニン類似の効果を持つ睡眠薬の一種を使います。自宅での治療が難しい場合は、入院して治療が受けられる病院もあります。

▼過眠症

日中にとても強い眠気を感じることを「過眠」といいます。

過眠には、睡眠不足や睡眠障害のせいで質のよい睡眠がとれないことによるものと、夜間に十分眠っているのに生じるものがあります。このうち、十分眠っていても日中に眠気が起きるのが「過眠症」です。過眠症の眠気は、大事な試験や会議の途中でも耐えられずに眠ってしまうほどの強い眠気です。

過眠症の一種に「ナルコレプシー」があります。ナルコレプシーの患者さんには、体の力が突然抜けてしまう発作が見られることがあります。発作のきっかけになるのは、大笑いや怒り、驚きといった強い感情の動きです。

診断には、終夜睡眠ポリグラフ検査と、眠気の強さや睡眠の状態を調べる「睡眠潜時反復検査」を行います。終夜睡眠ポリグラフ検査でほかの睡眠障害がないか確認した後、日中に4～5回、短時間眠ってもらって眠気がどれくらい強いか検査をします。

過眠症を治すには、夜間に十分眠ったり、日中に上手に仮眠をとるといった工夫が必要です。また、ナルコレプシーに対しては、モダフィニルなどの薬物による治療が行われます。過眠は機械の操作や車の運転中に突然眠気を生じるなど、重大な事故につながる恐れがあるので、自分の意志だけでなんとかしようとせず、医療機関に相談しましょう。

以上が主な睡眠障害の種類です。

睡眠障害の症状には本人が感じるものだけでなく、イビキや寝ぼけなどのように周囲の人から教えられて初めて気がつくものもあります。また、睡眠障害の中には睡眠薬が効かなかったり、かえって症状を悪化させたりするものもあります。

まず的確な診断で不眠の原因となっている病気を突き止めたうえで、原因に応じた治療を受けることが大事です。

うつ病による不眠症

睡眠障害のほかにも、不眠の原因となる病気があります。それはうつ病です。

慢性的な不眠症状を訴える方の40パーセント以上が、メンタルヘルスの問題を抱えているといわれています。中でも、とても多いのがうつ病です。そして逆にうつ病の患者さんの約90パーセントが不眠症状を感じています。

不眠に加えて、食欲が落ちて体重が減ったり、全身の倦怠感や抑うつ気分を感じたり、意欲

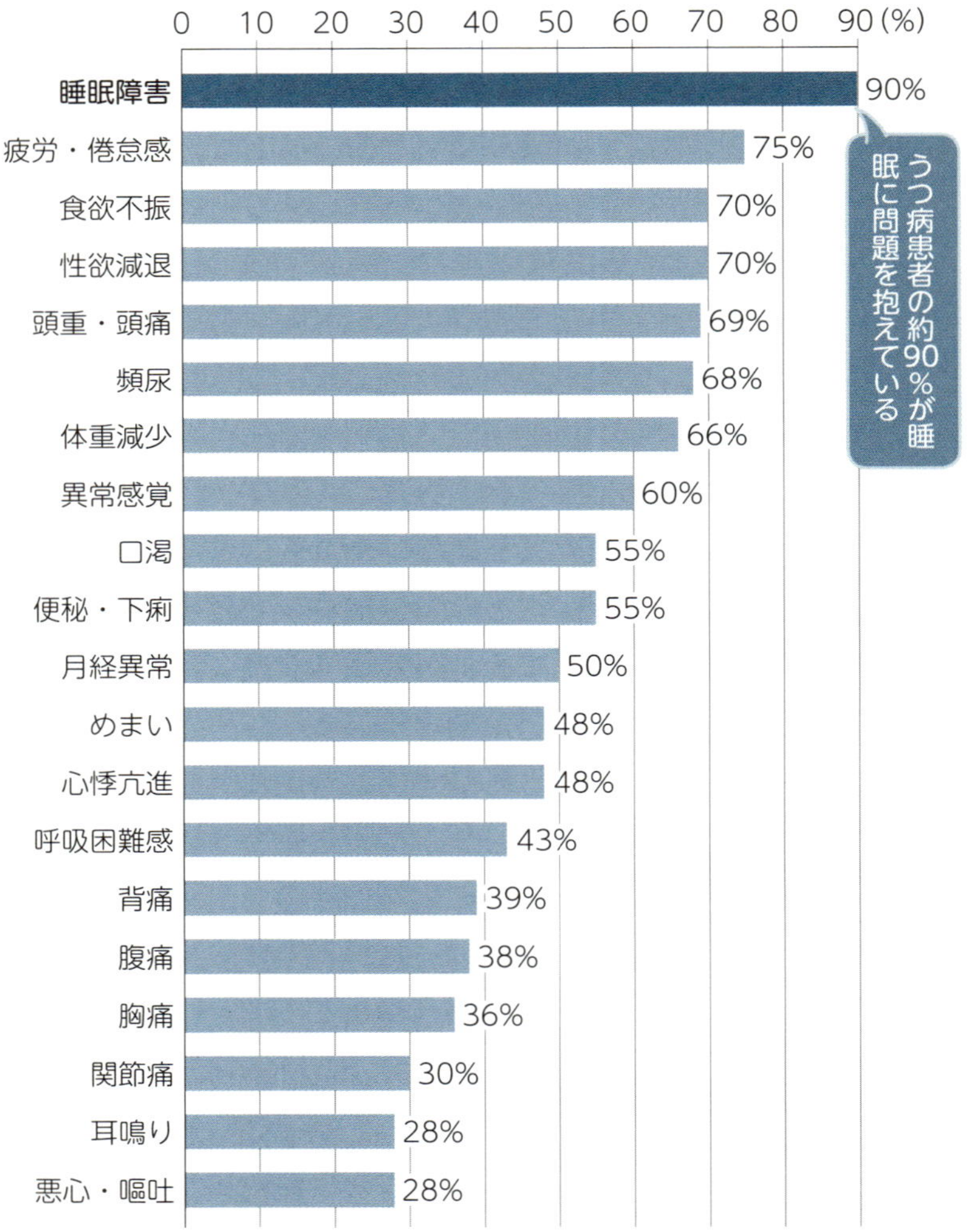

図3-2　うつ病の患者が訴える症状

（更井啓介『躁うつ病の身体症状：躁うつ病の臨床と理論』、大熊輝雄編、医学書院、1990年より作成）

や興味がわかなくなったりしている場合は、うつ病も疑ってみてください。

第1章でご紹介した不眠の症状のうち、ケース5の男性は、食欲不振や倦怠感と一緒に不眠症状があることからみて、うつ病の疑いがあります。また、うつ病の中には抑うつ気分などのうつ症状があまり見受けられず、不眠や食欲不振、めまいといった体の症状だけが目立つものも多いので、注意が必要です。

不眠は、うつ病の徴候を示すとても重要なサインです。うつ病の患者さんの多くがうつ病になる前に不眠症状があったと訴えています。

うつ病が原因となって起きる不眠は、症状が重いケースが多くあります。一般的な睡眠環境の改善などでは効果が乏しく、睡眠薬が必要になるケースも少なくありません。また、うつ症状の大部分がよくなったのに不眠症状だけが残るというケースも珍しくありません。

うつ病による不眠症は、なかなか治りにくいのが特徴です。しかし、不眠状態をそのままにしておくとうつ病が再発するリスクが高くなることもわかっていますので、きちんと治療する必要があります。

不眠症状とうつ症状の両方に思い当たる方は、できるだけ早く専門医に相談してください。

4 もしかしたら睡眠障害？

睡眠障害のセルフチェック

睡眠障害の原因は、環境や生活習慣によるもの、体やメンタルの病気によるもの、薬によって引き起こされるものなど、実にさまざまです。また、一つの原因だけでなく、いくつかの原因が重なって起きているケースも少なくありません。

睡眠障害を診断して確定するためには、専門知識と検査が必要です。ただし、自分の睡眠の何が問題で、原因は何かという点を自分で客観的に把握しておくことは、専門医による適切な診断と治療につながります。

ここでは、自分の睡眠の問題がどんな種類の睡眠障害によるものなのかを簡易的にチェック

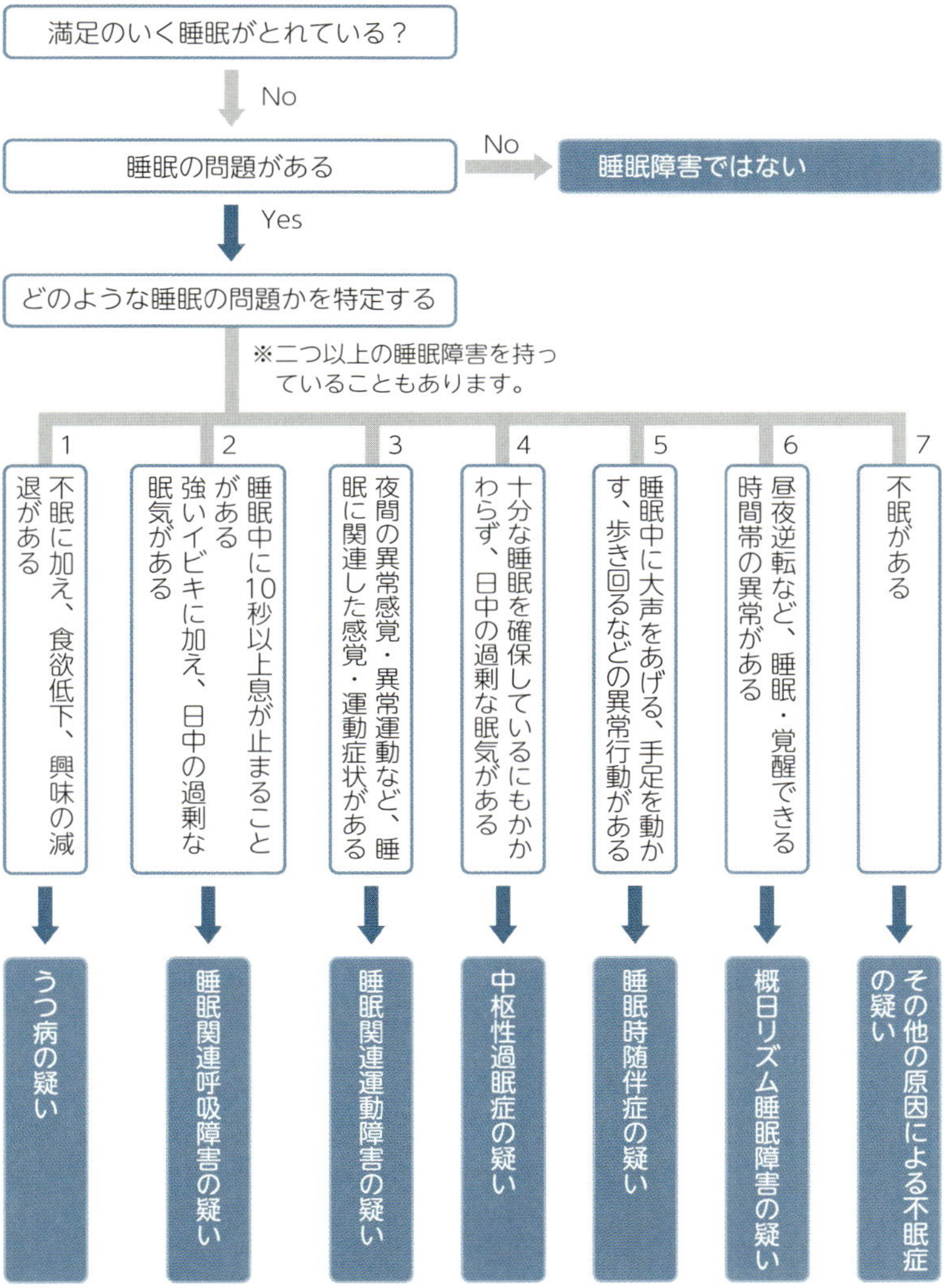

図3-3　睡眠障害の診断の手順

（厚生労働省委託研究 睡眠医療における医療機関連携ガイドラインの有効性検証に関する研究班「睡眠障害のスクリーニングガイドライン」より作成）

できる診断法をご紹介します。

図3-3は、厚生労働省の委託研究班が作成した、睡眠に問題があるときに用いられる診断のフローチャートです。わかりやすくするために、一部の文章を書き換えています。睡眠障害といっても、はっきり症状で分けることが難しく、一人で複数の睡眠障害を抱えているケースもありますので、睡眠の問題について1から順に全体的にチェックしてみてください。

睡眠障害を自分でチェックできるツールとしては、ほかにも国立精神・神経医療研究センターが全国の代表的な睡眠医療施設や大学、研究機関の専門家と共同で作成した睡眠健康度の診断サイト「睡眠医療プラットフォーム」があります。こちらはインターネット上で利用できます。

このサイトでは、睡眠習慣や睡眠状態に関するいくつかの質問に答えていただくことで、睡眠障害かどうかを簡易的に判定できます。興味のある方は、ぜひ試してみてください。

不眠症のセルフチェック

不眠症は、睡眠障害に含まれる病気の一つでしかありません。図3-3のフローチャートで1～6までのどれにもあてはまらず、それでも不眠症状がある場合に初めて不眠症を疑います。

先進国の調査では、不眠症状を感じている人は全体の30～40パーセントです。ただし、すでにご説明しているように、不眠症状があるだけでは不眠症とはいえません。不眠症状があり、そのために1ヵ月以上、体やメンタルのさまざまな不調が続いている場合に治療が必要な不眠症と診断されます。

ここでは、自分が不眠症かどうか、どれくらい重症なのかを大まかにチェックできる簡易的な診断法をご紹介します。

表3-1は、世界で最もよく使われている不眠症判定法の一つ「アテネ不眠尺度」のチェックシートです。自分がこれまでに経験した睡眠の問題について自己評価をし、記録することを目的としています。

下記のA～Hの、８つの質問に答えてください。

過去１ヵ月間に、少なくとも週３回以上経験したものについて、あてはまる数字１つに○をつけてください。

A	**寝つきの問題について（布団に入って電気を消してから寝るまでに要した時間）**
	0　問題なかった　　1　少し時間がかかった　　2　かなり時間がかかった　　3　非常に時間がかかったか、全く眠れなかった
B	**夜間、睡眠途中に目が覚める問題について**
	0　問題になるほどではなかった　　1　少し困ることがあった 2　かなり困っている　　3　深刻な状態か、全く眠れなかった
C	**希望する起床時間より早く目覚め、それ以上眠れない問題について**
	0　そのようなことはなかった　　1　少し早かった 2　かなり早かった　　3　非常に早かったか、全く眠れなかった
D	**総睡眠時間について**
	0　十分だった　　1　少し足りなかった　　2　かなり足りなかった 3　全く足りないか、全く眠れなかった
E	**全体的な睡眠の質について**
	0　満足している　　1　少し不満　　2　かなり不満 3　非常に不満か、全く眠れなかった
F	**日中の満足感について**
	0　いつも通り　　1　少し低下　　2　かなり低下 3　非常に低下
G	**日中の活動について（身体的および精神的）**
	0　いつも通り　　1　少し低下　　2　かなり低下 3　非常に低下
H	**日中の眠気について**
	0　全くない　　1　少しある　　2　かなりある　　3　激しい

表3-1　「アテネ不眠尺度」のチェックシート

アテネ不眠尺度で自己診断をする場合は、まずA～Hまでの八つの質問にそれぞれ設定された四つの選択肢のうち、過去1ヵ月間に少なくとも週3回以上経験したものを選びます。そして、最後にそれぞれの選択肢についている数字を合計します。

合計した数が1～3の場合は、不眠症の心配はありません。4～5の場合は、不眠症の疑いが少しあります。6以上の場合は不眠症の疑いがありますので、専門医に相談することをおすすめします。

不眠症の診断基準にあてはまる方は、成人の約10パーセントです。つまり、できるだけ早めの治療が必要な不眠症の方は、不眠症状を感じている方の三～四人に一人ということになります。

5 睡眠不足や不眠がもたらす健康リスク

生活の質が落ちるリスク

睡眠不足や不眠は、記憶力や理解力、計算力、判断力といった「認知機能」が低下して生活の質が落ちる原因となります。

朝起きるのがつらくて遅刻したり、昼間眠たくて仕事でミスをしたり、大事な会議中に眠ったりといったことを繰り返していると、社会生活に支障をきたしてしまいます。

ここでは睡眠不足や不眠がもたらす健康リスクについてご紹介します。ただし、睡眠不足と不眠は睡眠時間が短くなる点では似ていますが、まったく異なる睡眠問題であることは覚えておいてください。不眠症が眠りたくても眠れない「病気」であるのに対して、睡眠不足は眠れるのに眠ろうとしない「誤った睡眠習慣」です。

まず初めに睡眠不足の悪影響からご説明します。日本人の睡眠時間が減り続けている中、多少の睡眠不足は仕方がないと考える方も増えているようですが、睡眠不足を軽く見てはいけません。


睡眠不足が日中の機能低下につながることは、いろいろな実験によって明らかになっています。例えば被験者に高い音と低い音を聞かせて、高い音のときだけボタンを押す、動く物体を目で追う、モニター画面に順不同で表示した数字を記憶するといった実験をして、ボタンを押すのにかかる時間や成功率を調べると、強い眠気を感じている場合は明らかに成績が落ちます。

ほかにも、連続で17時間起き続けていると、さまざまなことに対応する能力がお酒を飲んでいるときと同じくらいのレベルにまで下がるという報告もあります。つまり寝不足での運転は酒気帯び運転と同じくらい危険なのです。


さらに深刻なのが、睡眠不足が慢性化しているケースです。睡眠不足が長期間続くと、自分が睡眠不足であることに気づけなくなることがあります。

長距離のトラックドライバーの方などでも、ふだんきちんと睡眠をとれている方がたまたま睡眠不足で勤務してしまうことがあるそうですが、自分の眠気をしっかり感じることができれば、あまり事故を起こさないそうです。「このままだと居眠り運転をしてしまう」と判断して、パーキングエリアなどで仮眠をとって危険を回避できるからです。

ところが、慢性的に睡眠不足の方は眠気を感じることができず、自分が眠いのかどうかがわからなくなります。その結果、運転をしている途中で突然眠ってしまい、事故を起こすことがあります。

日中に眠気を感じる原因のうち、最も多いのが睡眠不足です。睡眠不足が慢性化して大きなトラブルにつながる前に、ぜひ解消しておきましょう。

生活習慣病やがんのリスク

慢性的な睡眠不足は、記憶力や理解力、計算力といった脳の機能の低下を引き起こすだけではありません。体内のホルモン分泌や自律神経の機能にも大きな影響を及ぼすことが知られています。

例えば健康な方が2日間、4時間睡眠を続けて睡眠不足の状態になると、たっぷり10時間眠った日に比べて食欲が増すことがわかっています。これは体内で食欲を抑えるホルモンの分泌が減り、逆に食欲を高めるホルモンの分泌が増えるからです。

このように、わずかな睡眠不足が私たちの食欲にまで影響を及ぼすわけですが、慢性的な睡眠不足の状態にある方は糖尿病や心筋梗塞、狭心症といった生活習慣病にかかりやすいことも明らかになっています。

不眠症をはじめとする睡眠障害も同じように、生活習慣病と深いかかわりがあります。

生活習慣病の患者さんの中に睡眠時無呼吸症候群や不眠症の方が多いことは、以前から知られていました。特に睡眠時無呼吸症候群の患者さんの場合は、夜間に呼吸が何回も止まることで生活習慣病のリスクが高くなり、5～10年後には高血圧や心不全、虚血性心疾患、脳血管障害などにかかりやすくなることがわかっています。

さらに睡眠のリズムが乱れるシフトワークも糖尿病や脳卒中、心筋梗塞といった生活習慣病に加えて、がんやうつ病にかかるリスクを高めることがわかってきました。例えば夜勤シフトを8年続けている人は、前立腺がんにかかるリスクがそうでない人に比べて3倍高いというデータがあります。また、15年以上の継続で直腸がんは１・35倍、同じく乳がんは１・36倍、20年以上で子宮がんは１・47倍、それぞれリスクが高くなります。

これらの結果は、厚生労働省の労働者健康リスク一覧にも登録されています。また、ＷＨＯ（世界保健機関）でもシフトワーク従事者の健康リスクにどう対応すべきか、盛んに議論が交わされています。

治りにくい慢性不眠症

治療が必要な不眠症の患者さんのうち、大部分は慢性不眠症の方です。慢性かどうかを判断する際には、不眠状態が週に３晩以上、かつ３ヵ月以上続いているかどうかが一つの目安になります。

不眠症の原因はストレスや体の病気、加齢、薬の副作用などさまざまですが、いったん不眠が慢性化すると原因が何であるかに関係なく、同じメカニズムで悪化します。

眠れない日が続くと「また今夜も眠れないのではないか」と不安になり、「早く眠らなければ

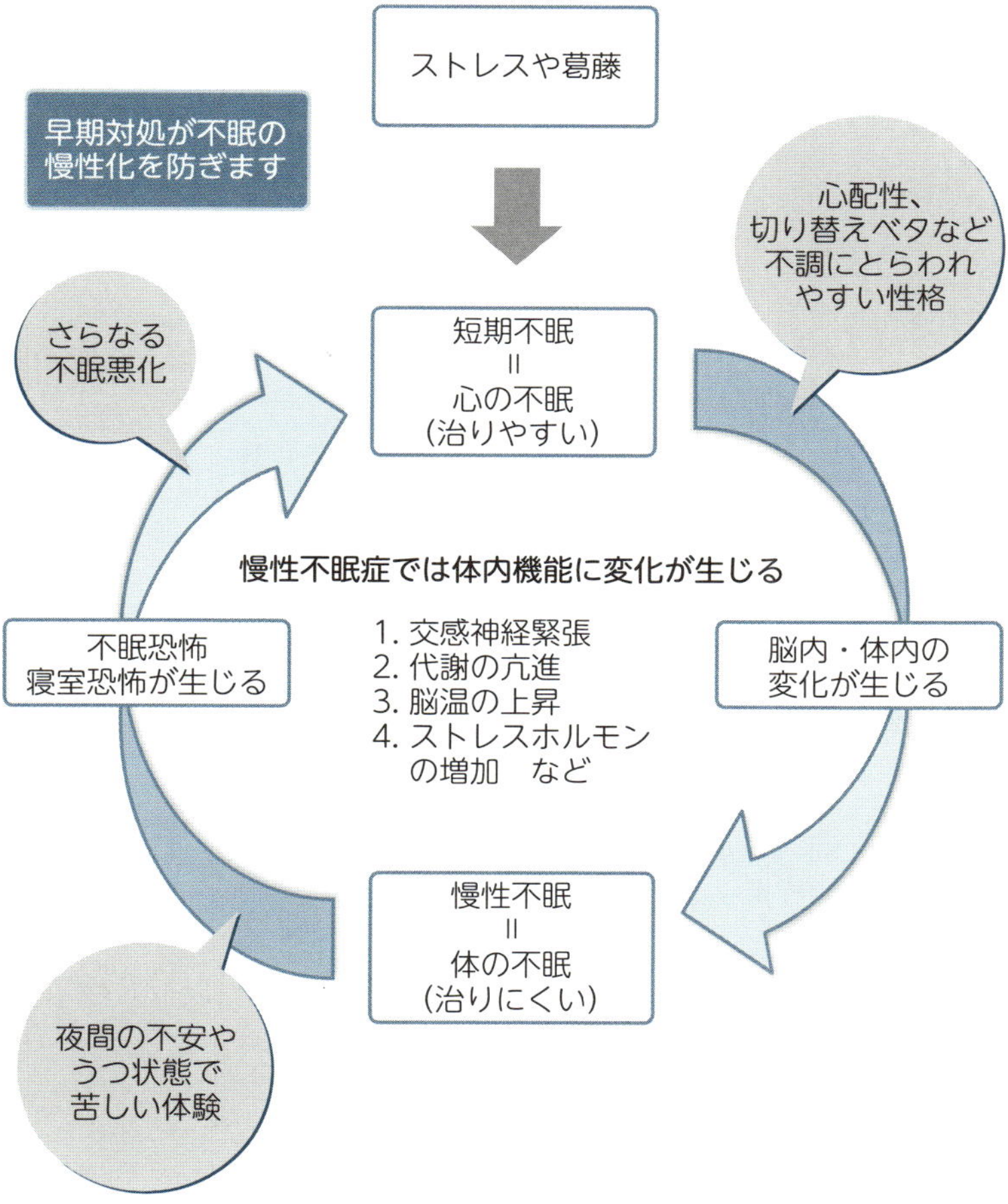

図3-4　不眠が不眠恐怖を招く悪循環

ば」と焦るほど目が冴えて、ますます眠れなくなる悪循環に陥ってしまいます。

本当なら一時的だったはずの不眠が慢性化してしまう大きな理由の一つが、こうした眠れないことへの不安です。その不安がさらに高まると、寝床に向かうだけでも緊張して、夜になるのが憂うつになってしまいます（不眠恐怖・寝室恐怖）。

慢性不眠症は、とても治りにくい病気です。慢性不眠症の患者さんの約70パーセントは1年後も不眠症状が続き、約50パーセントは3～20年後も続きます。また、慢性不眠症になると、ほかの病気にかかるリスクが高くなることもわかっています。

過去の多くの調査によると、慢性不眠症の患者さんは、よく眠っている方に比べてうつ病になるリスクが2倍以上高くなります。また、生活習慣病にかかるリスクも高くなり、糖尿病になるリスクは1・5～2倍になることが知られています。

慢性不眠症を治すには、自分の状態を客観的に把握して気持ちを切り替えることも大事です。例えば眠れないのに無理して寝床に入っていると、かえって症状が悪化することがわかっています。そんなときは「どうせいつかは眠たくなるのだから、それまで起きていよう」と開き直って、寝床から出たほうがよい結果につながります。

Column

睡眠の問題が社会に深刻な影響を与えている

睡眠の問題は、実は個人だけの問題ではありません。社会全体にも深刻な影響を与えています。次に紹介するのは、人命にかかわる重大な事故が引き起こされたケースです。

1979年にアメリカで起きたスリーマイル島原発事故や、86年に当時のソ連で起きたチェルノブイリ原発事故、同じ年に起きたスペースシャトル・チャレンジャー号の爆発事故、89年に起きた石油タンカー・バルディーズ号の原油流出事故は、どれも運用スタッフや警備スタッフ、航海士といった人々のシフトワークや睡眠不足が原因の一つとなって起きています。これらは白書のレベルで報告されている事実です。

こうした重大な事故は特殊なケースとしても、睡眠不足で日中に居眠りをしたり、注意力が散漫になったりする方はたくさんいます。

それが社会にどんな影響を与えているのか、経済的な損失として試算したのが「睡眠障害の経済的評価」（2012年）です。

これは私の前任者（2014年現在・日本大学の内山真教授）による研究で、睡眠不足による国内の経済損失は年間3兆5000億円に上ると試算しています。

この研究では、就業者の作業効率の低下や遅刻、早退、欠勤などをカウントしていて、睡眠に関連する病気の医療費は

Column

睡眠の問題が社会に深刻な影響を与えている

含まれていません。

これに対して90年代にアメリカで出された白書では、睡眠障害の治療費などの直接的な損失や、作業効率の低下などによる業績悪化、事故による損失を合わせると、経済損失は年間10兆円に上るとされています。いずれにしても、ただの睡眠障害、寝不足と軽くみることのできない額ですね。

個々の人が、日中の眠気や倦怠感などのために、さまざまな分野でパフォーマンスがかなり低下しているのは確かです。

その結果として、社会全体でみても大きな問題につながってきているのです。

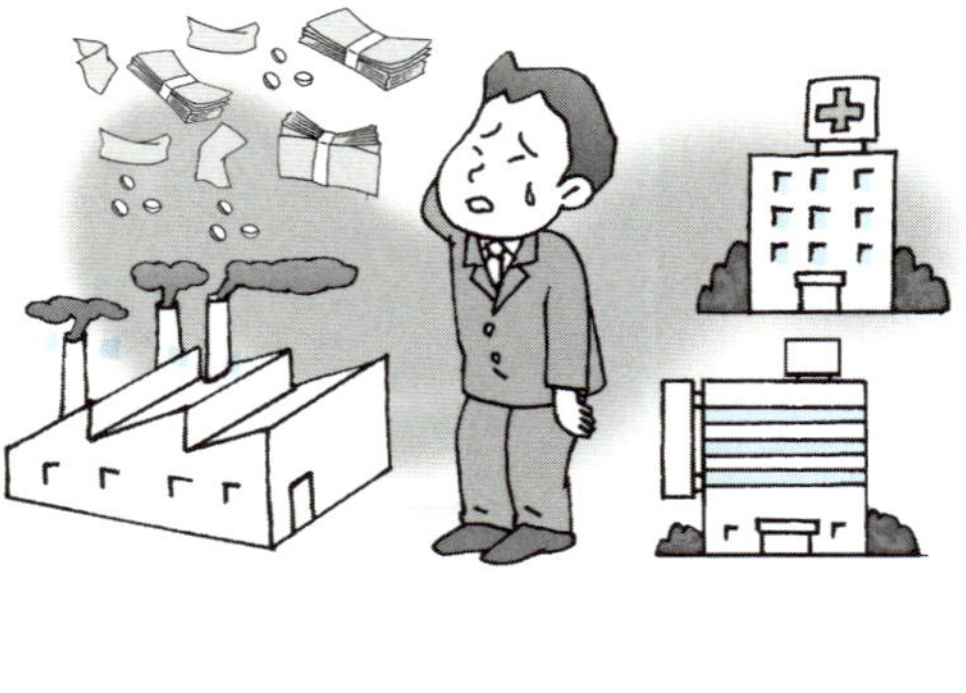

第4章

家庭でできるセルフケア

1 快眠スキルを高める

快眠のための生活習慣

快適な眠りを得るには、毎日の生活習慣が大事です。

運動や入浴のようにそのまま快眠に結びつく習慣もあれば、体内時計を調整するために朝の太陽光を浴びるというのも習慣の一つです。また、睡眠も生活習慣そのものです。ただし、すでにご説明したように、早朝覚醒など、人によっては朝の太陽光を浴びるのが逆効果になる場合もありますので、注意してください。

快眠は、規則正しい睡眠習慣を心がけることで得やすくなります。

規則正しい睡眠習慣とはどのようなものでしょう。ここでは、自宅でできる快眠のためのヒントをご紹介します。睡眠の不調でお悩みの方は、ご自身の生活習慣の中で改善できる点がないか検討してみてください。

▼運動

なるべく定期的に運動をすることで、眠りやすくなります。酸素を上手に体内に取り込みながら長く続けられる早足のウォーキングや軽いジョギングなどがよいでしょう。エネルギー消費量が増えることで、体が睡眠を必要とするようになります。

運動に関して言えば、夕方から夜にかけて、寝る3時間くらい前までの運動は、眠りにつきやすくするためによい効果があります。脳の温度が一時的に上がり、それが下がるときに睡眠を促します。

ただし、寝る直前や、激しい運動はかえって興奮して寝つ

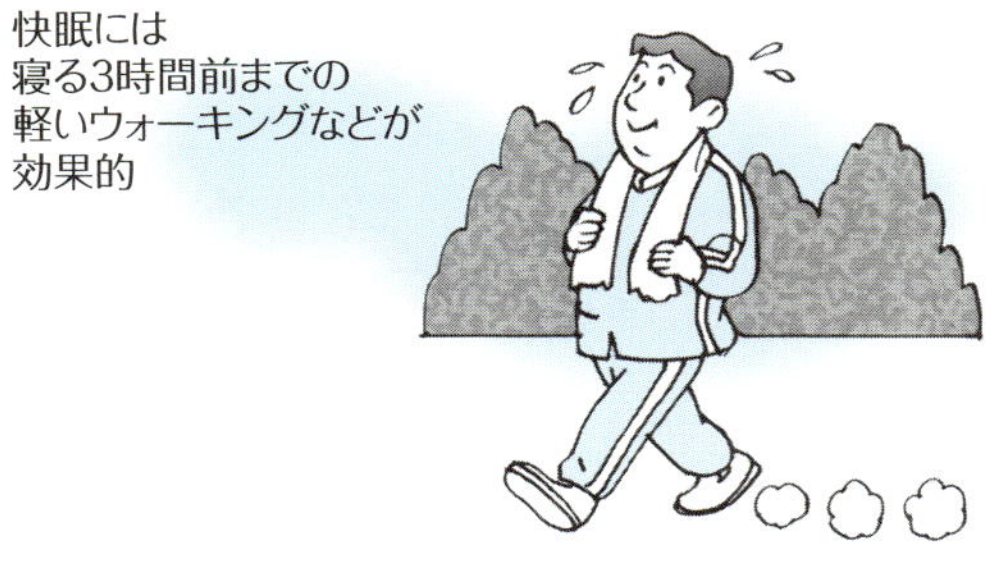
快眠には
寝る3時間前までの
軽いウォーキングなどが
効果的

きが悪くなってしまうので逆効果です。

▼入浴

入浴は、運動と同じように快眠をもたらす効果があります。お湯の温度は40℃前後のぬるめに設定し、15～30分ほどゆっくりつかって深部体温を上げ、リラックスすることで眠りやすくなります。無理はせず、暑いと感じたら湯船から出て休憩したり、みぞおちより下までつかる半身浴にしましょう。

入浴のタイミングは、就床の２時間くらい前が最も効果的です。就床時刻になっても体のほてりがとれない場合には入浴時刻をもう少し早くしてください。お湯の温度とつかる時間にも注意が必要です。持病のある方は主治医と相談し、体の負担とならないようにしましょう。脱水を避けるために水分補給も大切です。また、熱すぎるお湯や、寝る直前の入浴はかえって目

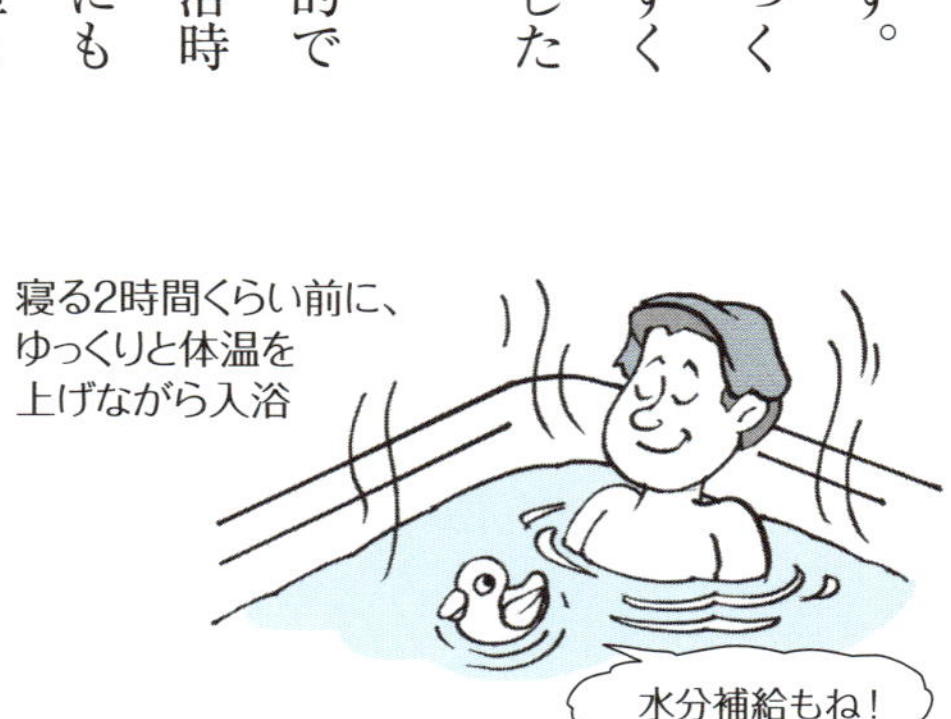
寝る2時間くらい前に、
ゆっくりと体温を
上げながら入浴
水分補給もね！

が覚めてしまうことがあります。

▼食生活

規則正しい食生活をして、体内時計を整えましょう。朝食は簡単なものでもよいので、脳のエネルギー源として糖分を補給するようにします。エネルギー不足で日中の活動量が落ちると、夜間の眠りに影響することがあります。

また、空腹のまま寝床に入ると、寝つきが悪くなります。寝る前にパンや麺類などの軽食をとる場合は、量は少なめに。寝る直前の夜食は逆に眠りを妨げます。また、寝る前に脂っこいものや胃もたれするものを食べるのは避けましょう。

▼水分

寝る前に水分をとりすぎると、夜間のトイレの回数が増えて

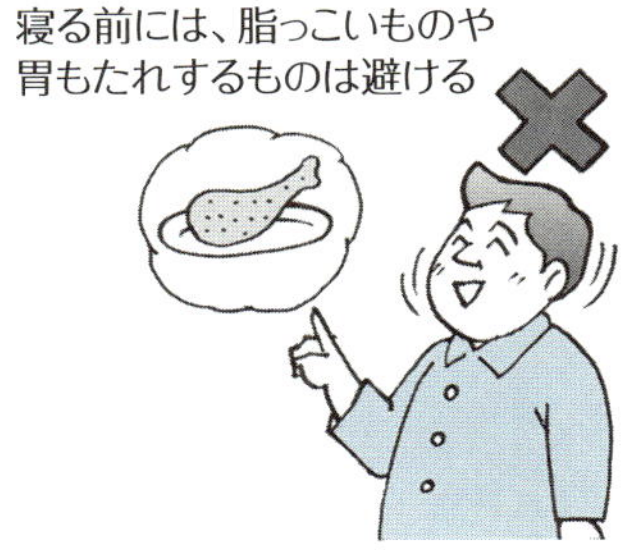
寝る前には、脂っこいものや胃もたれするものは避ける

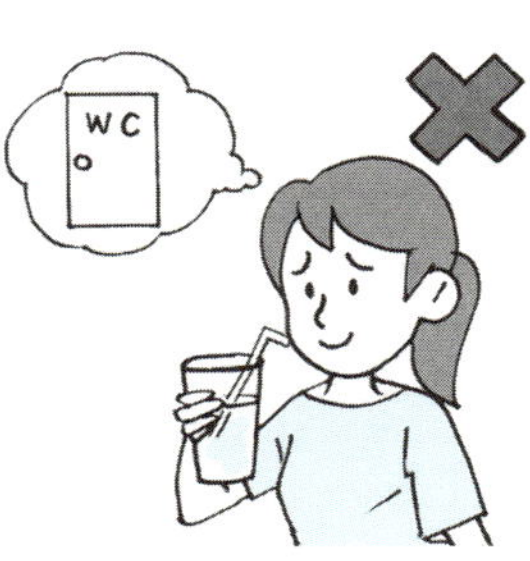

寝る前には水分をとりすぎない

眠りを妨げることがあります。ただし、脳梗塞や狭心症など血液の循環に問題がある方は、主治医に相談して指示に従ってください。

▼カフェイン

コーヒーや日本茶、紅茶、コーラ、チョコレートなどに含まれるカフェインには、脳を覚醒させる作用があります。寝る前にこれらをとると、寝つきが悪くなったり、夜間に目が覚めやすくなったり、眠りが浅くなったりします。

一般の方は寝る４時間前から、カフェインに敏感な方は５～６時間前から控えるようにしましょう。

カフェイン以外にも、注意が必要なのがタバコです。寝る前の喫煙もニコチンが眠りを妨げます。

飲み物	カフェイン量
玉露	160mg
コーヒー（ドリップ）	60mg
紅茶	30mg
ウーロン茶	20mg
煎茶	20mg

表4-1　飲み物に含まれるカフェイン量

（いずれも抽出液・可食部100g当たり。文部科学省「五訂増補日本食品標準成分表、2005年より作成）

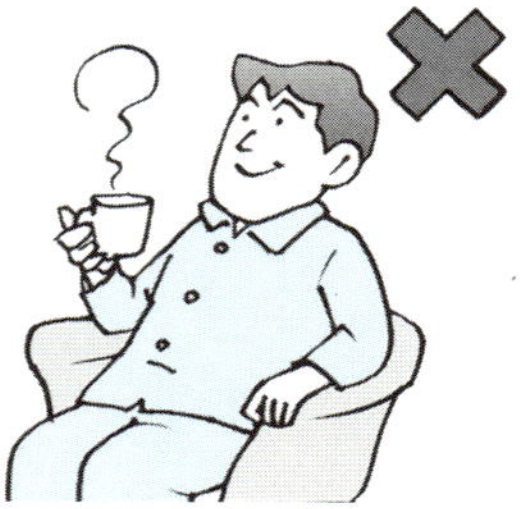
夕方以降は
カフェインを控えよう

▼アルコール

眠るためにアルコールを摂取することは逆効果です。酒を飲むと、一時的に眠気を感じ、寝つきがよくなります。しかし、その寝つきをよくする効果は徐々に弱くなって、より多くのアルコールを必要とするようになり、また夜中に目が覚めやすくなったりして、深い眠りも減ってしまいます。

第1章でご紹介した不眠の症状のうち、ケース6の男性は、寝酒の習慣によってかえって眠りが妨げられているパターンです。眠りを飲酒に頼ることでアルコール依存症になる恐れもあります。快眠のためには寝酒は避けましょう。

快眠を得るには、毎日規則正しい生活を送り、日中の仕事や運動でほどよい疲れを得て、寝る前に脳や体を刺激するものをとらないようにすることが大事です。

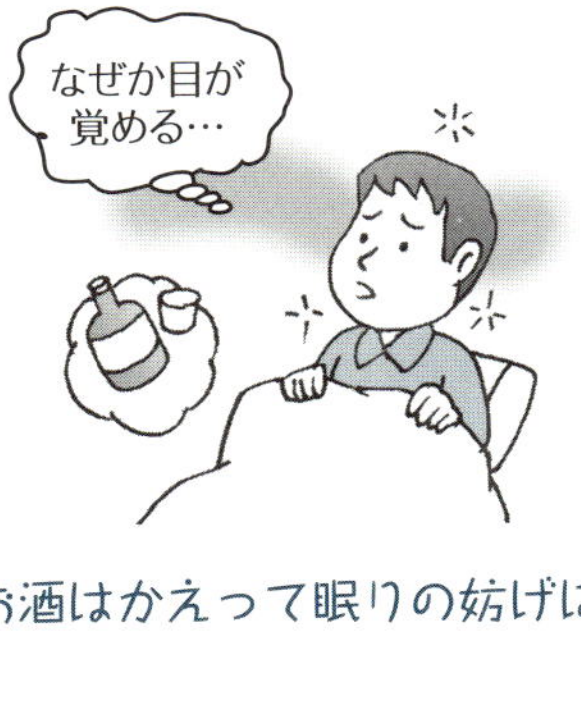

お酒はかえって眠りの妨げに

生活習慣を見直すことで、睡眠の質を向上させることができます。また、不眠の原因にもなる生活習慣病の予防にも効果があります。

快眠のための睡眠環境

快眠を得るには、睡眠を取り巻く環境のチェックも大事です。

睡眠環境には寝室の温度や湿度、音、光のほか、枕や布団、ベッドのマットレスなどの寝具があります。これらを見直して快適な環境を整えることで、寝つきが悪いとか夜間によく目が覚めるといった悩みが解消される方も多いと思います。

▼寝室

寝室の温度や湿度をチェックします。当たり前ではありますが、寝室が暑すぎたり、寒すぎたりすると、眠りの妨げになります。暑くて湿度の高い夏は、熱中症を予防するためにもエアコンを上手に活用しましょう。寒くて湿度の低い冬は、暖房器具と一緒に加湿器を使うのも効果的です。

音が気になる場合は、床にじゅうたんを敷いたり、ドアや窓がきちんと閉まるように調整します。外からの音に対しては、耳栓や、遮音カーテンを使用したり、窓を防音サッシにすることも考えましょう。

静かすぎて眠れないというケースもあります。しかしこうした場合は、眠気が十分でないとも考えられます。本当に強い眠気を感じるまではベッドに入らないようにしましょう。

最近ではホワイトノイズ（心地よい騒音）やヒーリング音楽などのCDのほか、スマホアプリなどがありますが、慢性不眠症の人は逆効果になります。その理由は、この章の「2　眠り方を見直そう」のところで詳しく説明します。

外からの光が気になる場合は、光が通りにくいブラインドや遮光カーテンの利用も検討してください。

▼寝具

寝具には眠っているときの深部体温を保つこと、体への負担が少ない姿勢を保つことという二つの大きな役割があります。

私たちの体は眠りにつくと、脳を冷やすために体から熱を逃がして汗をかくようにできています。そこで寝具には、熱を逃がすことで低体温になるのを防ぐための保温性のよさに加えて、湿気を吸収する吸湿性と湿気を外に逃がす放湿性のよさが求められます。

特に冬は寝具が冷えていると、眠っている間に体から熱が逃げすぎないように不自然な姿勢になることがあります。寒さが厳しいときは湯たんぽなどで事前に寝床を暖めておくと、眠りにつきやすくなります。

電気毛布は寒い季節には便利ですが、眠っている間もつけっぱなしだと放熱を妨げてしまいます。また電磁波がメラトニンの分泌を抑えてしまう可能性を指摘する研究もあります。最適な寝床の状態は季節や個人差によっても違ってきま

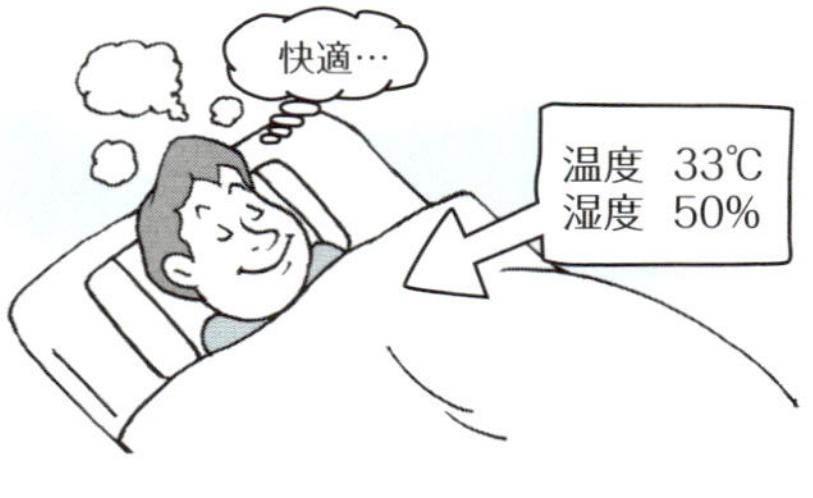

快適な温度・湿度を
暖め過ぎにも注意

すが、目安は温度は33℃、湿度は50パーセントとされています。

また、体への負担を少なくするために、寝返りが打ちやすいフィット感のある寝具を選びましょう。

寝返りは、眠っている間に体の同じ部分が圧迫され続けて血液の循環が滞ることを防ぐほかに、深部体温を調節したり、寝床の温度を保ったり、熱や水分の放出を調節したりする働きがあります。

枕の役割は、敷き布団やベッドのマットレスに仰向けになるとできる後頭部から首にかけてのすき間を埋めて、自然な姿勢を保つことにあります。敷き布団やマットレスと首の角度は、5度くらいが理想的だといわれています。これを目安に、首の下のすき間をうめるように、自分に合った高さの枕を選ぶと首や肩への負担が少なく、眠りやすいといわれています。

高すぎる枕や低すぎる枕を選ぶと、首や肩、胸の筋肉に負担がかかって呼吸がしにくく、寝心地が悪くなります。呼吸がしやすく、頭をしっかり支えてくれて、吸湿性と放湿性のよい枕を選びましょう。朝起きたときに首や肩のコリを感じるという方は、枕が合っていないかもしれませんのでチェックしてみてください。

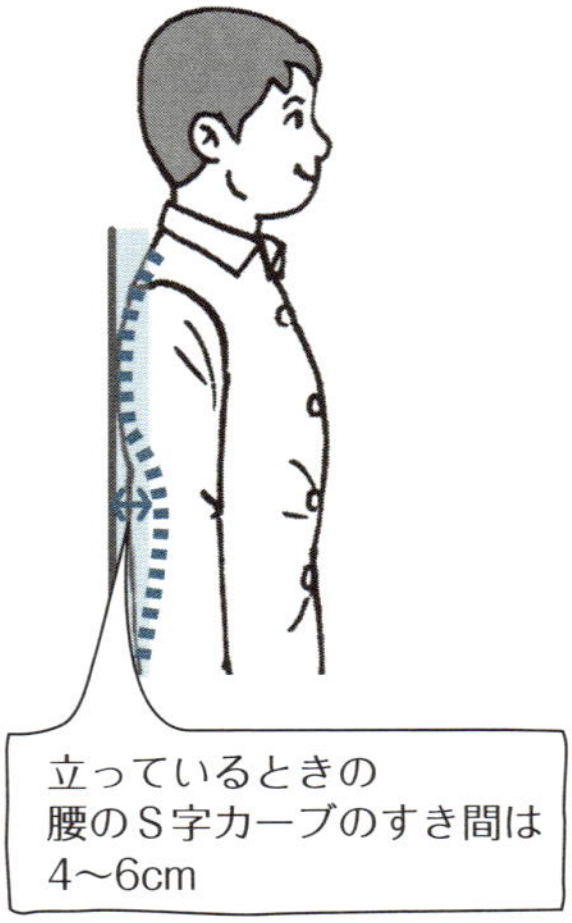
立っているときの
腰のＳ字カーブのすき間は
4〜6cm

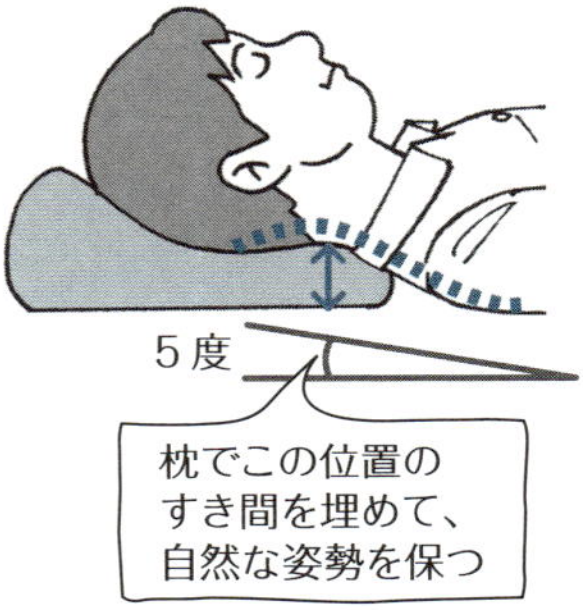
５度
枕でこの位置の
すき間を埋めて、
自然な姿勢を保つ

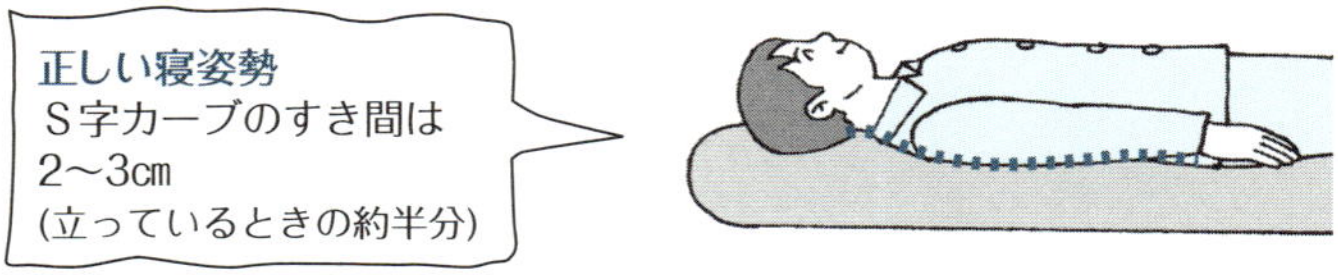
正しい寝姿勢
Ｓ字カーブのすき間は
2〜3cm
(立っているときの約半分)

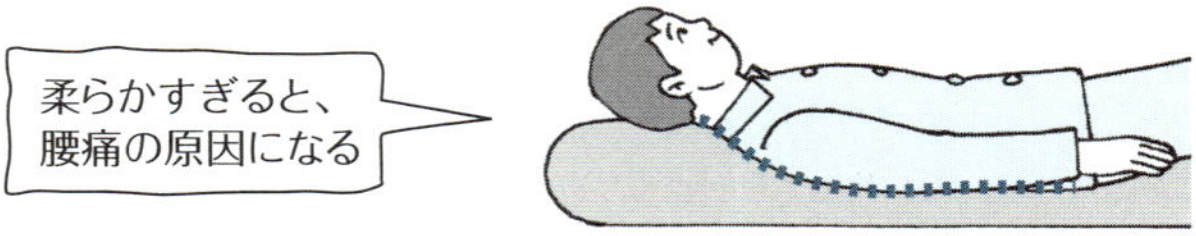
柔らかすぎると、
腰痛の原因になる

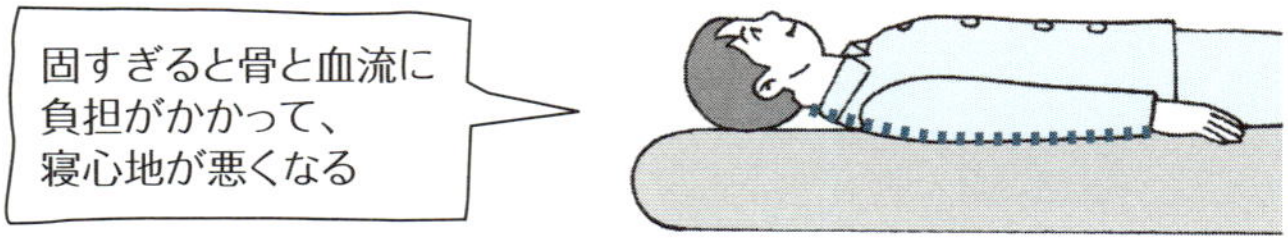
固すぎると骨と血流に
負担がかかって、
寝心地が悪くなる

敷き布団やマットレスは、少し固めのものを選びましょう。

私たちの背骨は、後頭部から首と胸にかけてのラインと、胸から腰にかけてのラインの2ヵ所でS字カーブを描いています。自然に立っているときの腰のS字カーブのすき間（腰のくぼんだ部分の深さ）は4～6センチですが、仰向けに寝たときに体への負担が最も少ないすき間は2～3センチとされています。

敷き布団やマットレスが柔らかすぎると、腰と胸が深く沈み込んでS字カーブのすき間が大きくなります。そうなると、眠りにくいだけでなく、腰痛の原因にもなります。逆に固すぎると、骨が当たったり、血流が妨げられたりして寝心地が悪くなります。

寝てみたときに体が楽で、快適な姿勢を保ちやすいものを選びましょう。

快適な姿勢で眠っていれば、寝返りの回数は少なくてすみます。逆に体に合っていない寝床だと、体への負担を減らすために寝返りの回数が多くなってしまいます。

快眠を得るために、改めて寝具を見直してみましょう。

2 眠り方を見直そう

不眠の悩みを解消する7ステップ

これまで何度かご説明してきたように、必要な睡眠時間には個人差があります。４時間ほどの睡眠で十分な方もいれば、９時間以上眠らないと満足できないという方もいます。また、同じ人でも睡眠時間は年齢とともに短くなります。若いころに比べて睡眠時間が減っても、日中の生活に問題がなければ気にする必要はありません。30歳を過ぎると平均で7時間弱になり、70歳を過ぎると6時間弱になります。

ところが、日本人の65歳の方は、平均で9時間も寝床にいます。つまり、寝床にいるうちの3時間は眠れないまま過ごしているわけです。

また、いったん眠ってから、トイレに行きたくなって目を覚まし、その後眠れないまま寝床に横になっているといったことを繰り返して、眠れないと悩んでいる方も少なくありません。

何時間眠れたとか、夜中に何回目が覚めたとかを必要以上に気にすることが、不眠のストレスを増大させてしまうことがあります。

ここでは不眠の悩みを軽くするための、7つのステップをご紹介します。

ステップ1 眠たくなったときに寝床に入る

十分眠たくなる前に、寝る時間だからと寝床に入るのは、寝床で目を覚ましている時間が長くなって、眠れないストレスが増えるだけです。

私の患者さんの中に、かかりつけの内科の先生から「眠れな

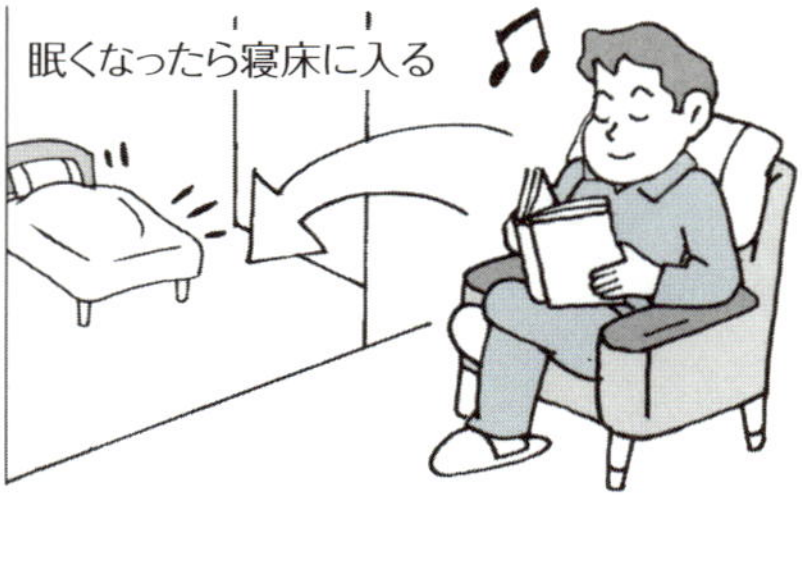

ステップ1

くても横になっていれば体が休まるので、そのまま横になっていてください」と言われた方がいます。しかし、実はこれは不眠症に関しては逆効果なのです。横になってリラックスしていられればよいのですが、布団の中で何度も寝返りを打っては「眠れない」と悩むようでは、体を休めることもできません。それなら起きて本当に眠くなるまで活動しているほうがよいでしょう。

寝床の中で眠れずに苦しむ時間をなくすには、本当に眠たくなったときに寝床に入るという習慣を守ることが大事です。

ステップ 2 寝床ではよけいなことは一切しない

不眠に悩む方の中には、寝床で眠れないままずっとがまんしているだけでなく、リラックスするために音楽を

寝床に入ったら何にもしない

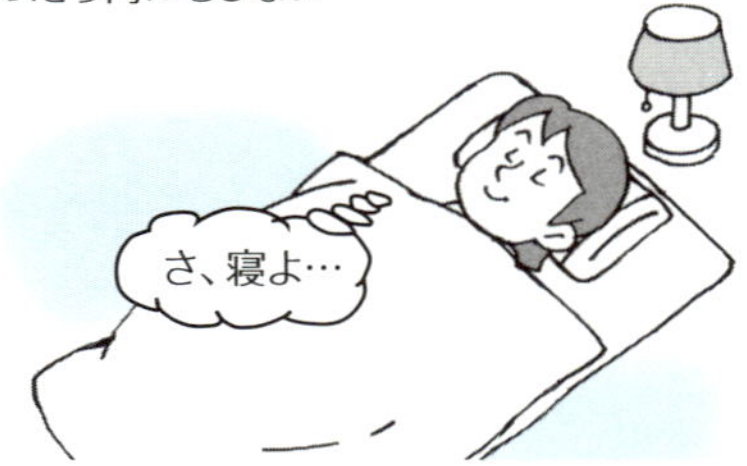

ステップ２

聴いたり、本を読んだり、テレビをつけてぼんやり見たりする方がいます。「退屈な本を読めば眠くなる」とよく言われますが、こういうことは不眠症の方にとってすべて逆効果になります。

不眠症の方は活字が目に入るだけで、目を覚ましていようと覚醒が高くなり、本を読んでも眠気を催さないことに気づくともっと覚醒してしまうからです。

寝床では、眠る以外のことは、眠りの妨げになりますので一切しないように心がけましょう。

ステップ3 眠れないときはいったん寝床から出る

眠れないときは、思い切って寝床から出てみましょう。そのまま寝床にいても、眠れないことが苦痛になるだけです。「少しでも長く寝床に入っていれば眠れる可能性

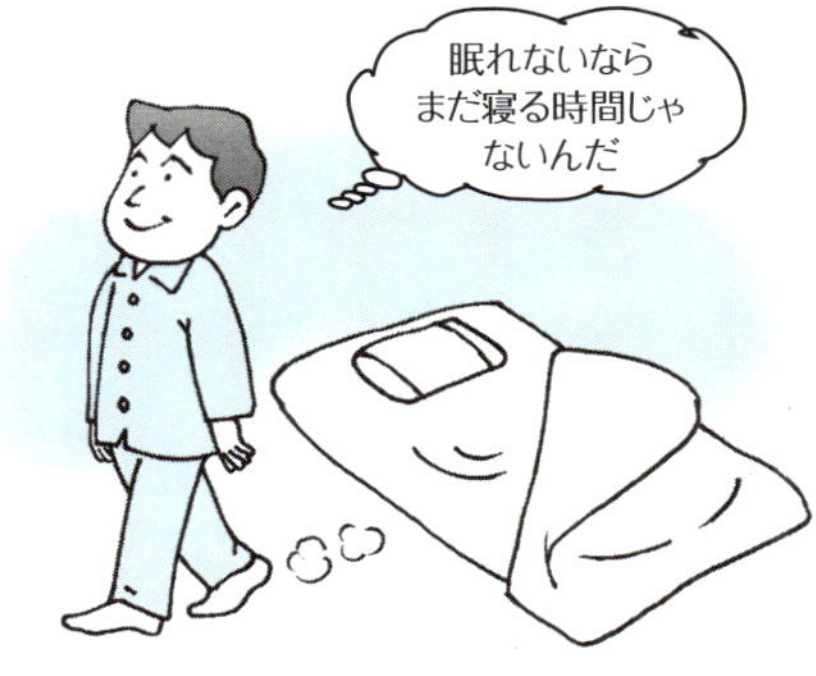

ステップ3

も増えるはずだ」という気持ちもよくわかりますが、寝床は本当に眠たくなったときに入るという習慣を守ることが好結果につながります。

眠れなくていったん寝床から出たら、眠れそうになるまで戻らないようにしましょう。それほど眠たくないのに戻ったら、また眠れないことが心配や不安につながってますます眠れなくなるという悪循環の繰り返しになってしまいます。

ステップ４ 10分経っても眠れなかったらほかの部屋に移る

眠れそうになって寝床に戻った後、10分経っても眠れなかったら、寝室を出てほかの部屋に移りましょう。特に「寝室＝眠れない場所」というイメージの結びつきが不眠を悪化させることがあるので、その結びつきを断つのです。

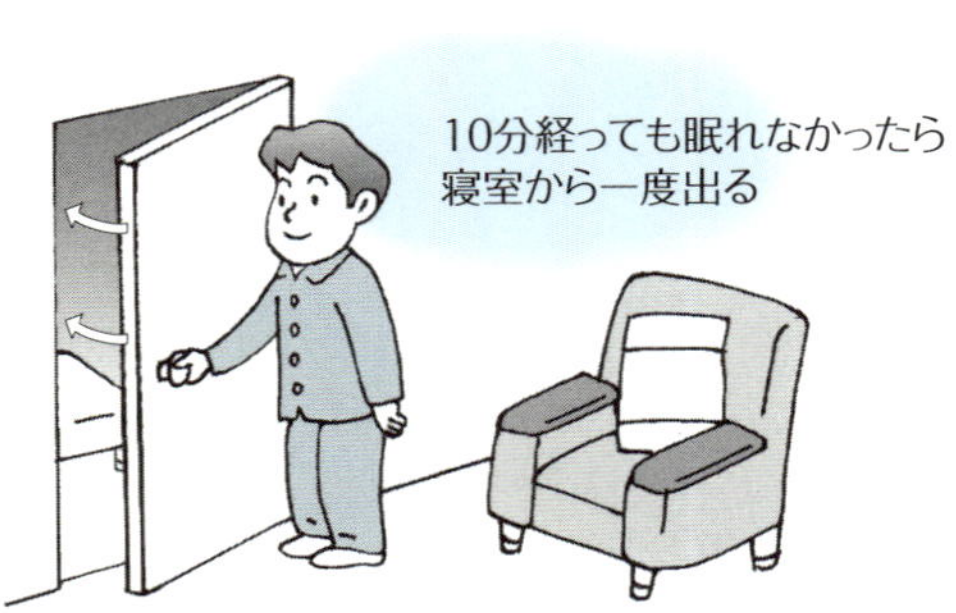
10分経っても眠れなかったら
寝室から一度出る

ステップ４

睡眠に問題がない方は、眠たくなって寝床で横になっていると、いつの間にか眠ってしまいます。しかし、不眠に悩んでいる方は、寝床で眠れない苦しい時間を何回も過ごしているうちに寝床だけでなく、寝室に向かうだけで覚醒してしまうようになります。

こうした寝室へのイメージを変えるには、ほかの部屋に移るのが効果的です。

ステップ5 眠れるまで何回でも繰り返す

不眠に悩む方は、「眠れないときは寝床から出る」→「眠れそうになるまで寝床に戻らない」→「寝床に戻った後、10分経っても眠れなかったらほかの部屋に移る」というサイクルを、眠れるまで何回でも繰り返してみましょう。

どうしても眠れないときは、朝まで眠らなくてもかまい

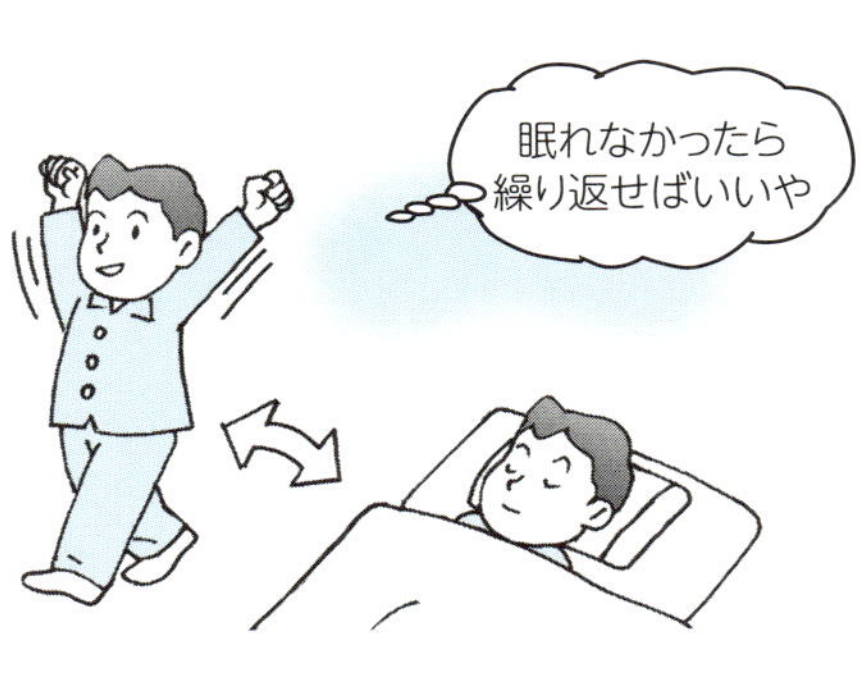

ステップ5

ません。私たちの体は、必要最低限の睡眠は必ずとれるようにできています。不眠症の方でも、何日か眠れない日が続いた後に思いがけず眠れる日があることに気づいている方が多いと思います。不眠の問題を本気で改善したい方は、それくらいの割り切った気持ちで取り組んでみてください。

ステップ6　平日も休日も毎日必ず同じ時刻に起きる

睡眠のリズムを整えるためには、毎日必ず同じ時刻に起きることが大事です。平日の睡眠不足を休日に埋め合わせようとして遅くまで寝ていると、夜になって寝つけなくなり、睡眠のリズムが乱れてしまいます。

ふだん不眠に悩んでいる方が毎日同じ時刻に起きるようにすると、夜の眠気がどんどん強くなって眠りやすく

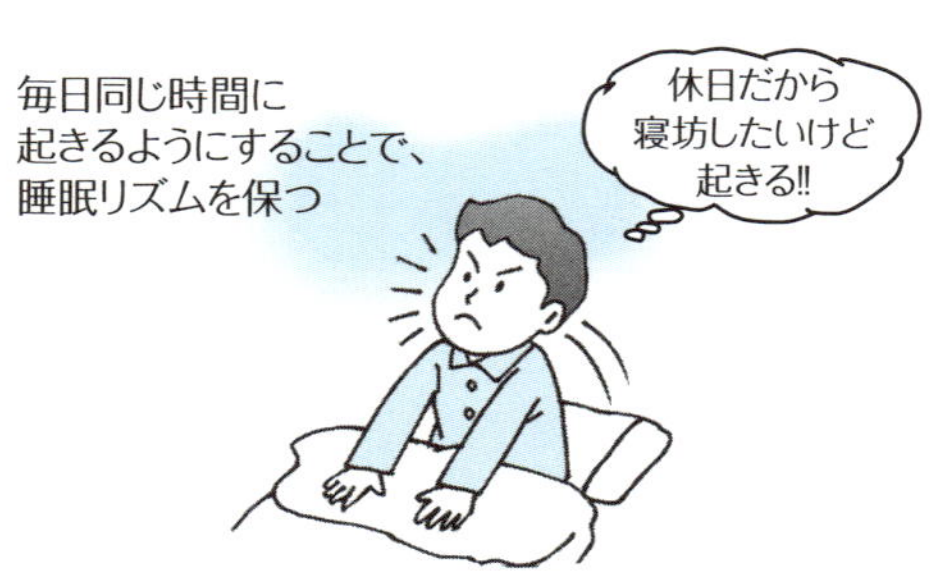
毎日同じ時間に
起きるようにすることで、
睡眠リズムを保つ
休日だから
寝坊したいけど
起きる!!

ステップ6

なります。

ステップ7 日中は眠たくなっても昼寝をしない

夜間の睡眠に問題がない方の場合は、日中の15分程度の昼寝が午後の眠気を解消して、活力をもたらしてくれることがあります。

逆に不眠に悩む方が昼寝をすると、夜になって寝つきが悪くなることが多くなります。

日中は眠たくなってもがまんして、昼寝をしないようにしましょう。

不眠を改善するには、よく眠れたという体験を少しずつ増やしていくことが大事です。まずは自分の不眠の状態を正しく知って生活習慣を見直したり、ここでご紹介した眠りに対する心がけを実践してみてください。

不眠に悩んでいるときは、
昼寝をしないようにする

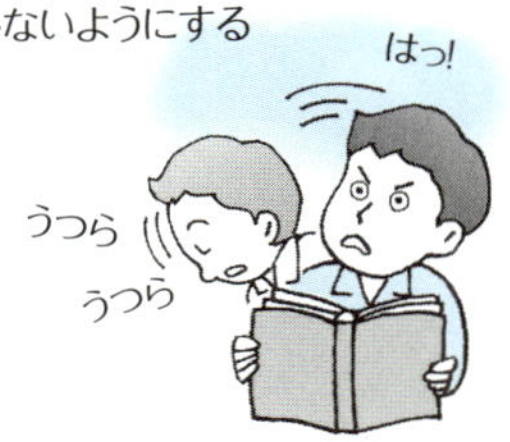

ステップ7

ぐっすり眠ることができたという成功体験は、みなさんにとって自信になり、何らかの原因でまた不眠の状態になっても、自分でコントロールしやすくなります。

長く眠れるからよいというわけでもない

長く眠れるからといって健康というわけではありません。人それぞれに合った、日中を活動的に過ごせる睡眠サイクルを見つけることが大切なのです。

１９８２年から88年にかけてアメリカで行われたある調査によれば、習慣的に６・４時間以下あるいは７・５時間以上眠っている人は、６・５〜７・４時間眠っている人よりも、死亡率が高いという結果が出ています。図４-１は、６・５〜７・４時間眠っている人の死亡危険率を１とした場合に、それ以外の睡眠時間の人の死亡危険率（相対死亡危険率）がどれくらいになるかを示したものです。

また、睡眠時間と健康のかかわりでは、睡眠時間と肥満になるリスクに関する研究があります。それによると、平均睡眠時間が７〜８時間より短くても長くても、肥満リスクは高まるという結果が出ています。

これらのデータからみても、長く眠ることが必ずしも長寿や、健康に関連していないことがわかります。

また、もともと長時間睡眠の習慣がある人は、何か健康上の理由があって長時間睡眠であった可能性もあります。はっきり言えるのは、長く眠れるからよいというわけではないということです。

眠りすぎにはもう一つ、抑うつになりやすいというデメリットもあります。

一般的に眠り始めの深い眠りの途中や、明け方に脳の温度が最も低くなっ

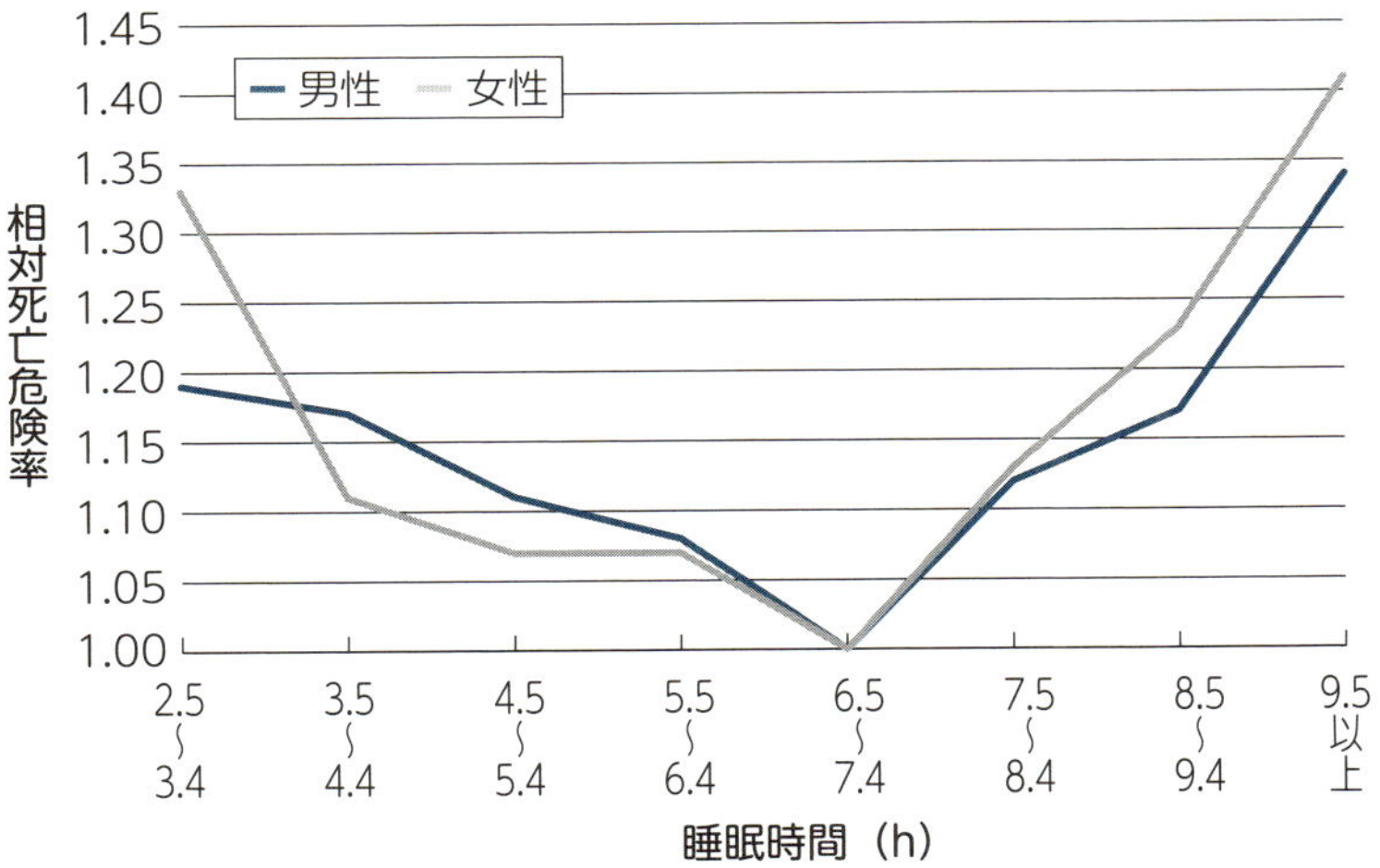

図4-1　睡眠時間と6年後の死亡率

(Kripke DF et al. Mortality Associated With Sleep Duration and Insomnia. Arch Gen Psychiatry 59, 2002より作成)

たときに目が覚めると、寝足りない感じがします。

反対にふだん起きる時刻に近くなって眠りが浅くなり、脳の温度が上がり始めるタイミングで目が覚めると、すっきり起きられます。ところが、そこで二度寝をするともう1回深めの眠りに入ってしまい、目が覚めると長い時間眠っているのに寝足りない感じがします。長い昼寝をした後も、同じように目覚めが悪くなります。これにより、気分が落ち込んだり、抑うつにつながるケースがあるのです。

どうしてそうなるのか、詳しいメカニズムはわかっていませんが、眠りすぎること自体が抑うつを引き起こす原因になるといわれています。反対に徹夜などで長い時間眠らないでいると、気分が高まることがわかっています。

いずれにしても、ただ長く眠ってもそれほどよいことはありません。むしろ休養に必要な時間を大幅に超えて眠ると、かえって体によくないのです。

Column

寝る前の入浴で快眠できるワケ！

入浴は昔から、季節を問わず快眠をもたらす効果があり、特に夏の快眠法としてよく知られていました。熱い風呂で一汗かいた後、眠気を感じてウトウトした経験をお持ちの方も多いと思います。

実際に眠っている間の脳波を調べてみると、風呂に入ってたくさん汗を流した夜は眠りにつくまでの時間が短く、深い眠りも増えることがわかっています。

暑いときにさらに熱い思いをすると、なぜ眠りやすくなるのでしょうか。考えてみれば不思議な話ですが、その秘密は脳の温度にあります。

私たちの深部体温は、37℃を中心にして1日に1℃ほど変化します。大まかに言うと、目を覚ます1～2時間前の早朝に最も温度が低くなります。その後は目を覚ましてからも脳の温度は上がり続けて、夕方過ぎから眠る3～4時間前にかけて最も高くなります。この時間帯は脳がホットな状態なので、1日の疲れがあってもアフターファイブを楽しむことができます。ふだん午前0時ごろに眠りにつく方にとっては、午後9時過ぎの時間帯です。

その後、脳の温度は眠るまでのわずか2時間ほどで、滑り落ちるように下がります。

実は、眠りにつく1～2時間前の脳の温度の下がり方が急であるほど、寝つきがよく、深い睡眠が増えることが明らかになっています。つまり、入浴して脳の

Column
寝る前の入浴で快眠できるワケ！

温度を上げたことで温度の急降下という効果が生まれ、快眠の原因になっていたというわけです。

同じような効果は、深部体温を上げる運動や、唐辛子に含まれるカプサイシンなどにもあるとされています。特に運動についてはさまざまな研究が行われていて、夕方過ぎの運動には快眠を得る効果があります。ただし、入浴や運動の効果は人によって違いますし、汗が引いて涼しくなるまでの時間にも個人差がありますので、自分に合ったスタイルやタイミングを見つけることが大事です。

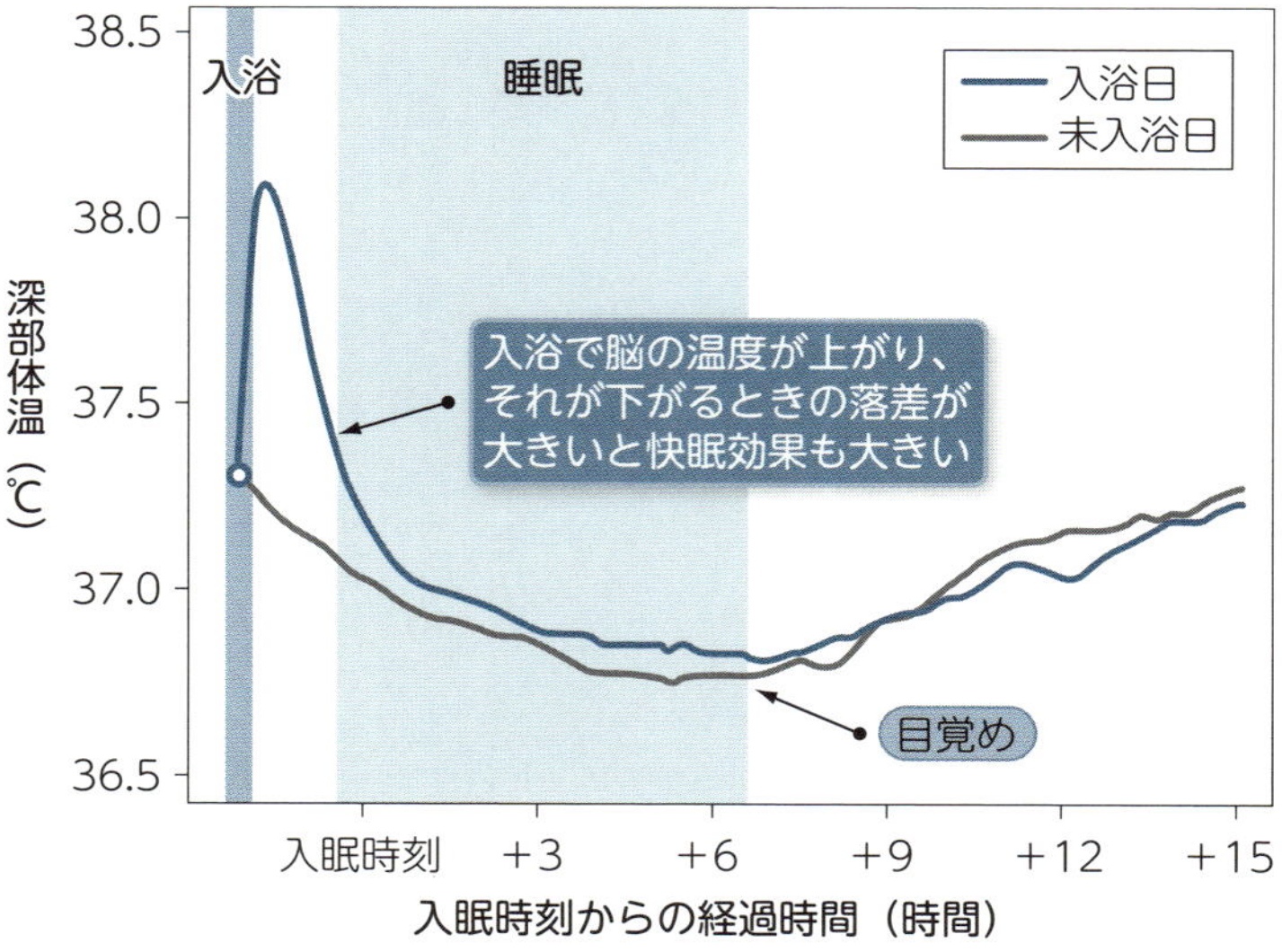

第5章

健やかな睡眠を取り戻そう

1 専門医に診てもらおう

診断から治療終了まで

生活習慣を見直してもどうしても不眠がよくならないときは、がまんせず専門医に相談してみましょう。不眠症は、精神科や心療内科で診断します。

精神科へ行くのは気が重いという方は、まずかかりつけの医師に相談してみるといいでしょう。不眠について相談するだけでも、不眠への不安や心配がやわらぎます。

大事なのは、眠れないことを一人でくよくよ考え込まないことです。必要以上に不安になったり、心配したりする気持ちそのものが、不眠を悪化させるだけでなく、心や体にも悪い影響を与えてしまいます。

ここでは、不眠症の診断から治療が終わるまでの大まかな流れをご紹介します。

①症状の把握

不眠症の症状や原因は、患者さんによってさまざまです。入眠障害や中途覚醒、早朝覚醒といった不眠症状の特徴に加えて、過覚醒やリズム異常、恒常性異常など、患者さんそれぞれの不眠症のメカニズムを正確に把握します。

②治療の要否判定

不眠症の患者さんは夜間の不眠症状に加えて、日中の眠気や倦怠感、不安、こだわり、抑うつといったさまざまな不調を抱えています。治療の要否判定では不眠症状の特徴を正確に把握するとともに、これらの日中の不調についても細かく聞き取りを行って、本当に治療が必要かどうかを慎重に判断します。

③生活習慣の指導

患者さんが質のよい睡眠を確保できるように、睡眠に関する適切な知識を身につけて、生活習慣を改善していただくための指導を行います。

④リスクの評価

睡眠薬を処方する前に、患者さんが長期の服用に陥ってしまうリスクがあるかどうか、評価を行います。治療の前に注意する点としては、不眠症状が重いこと、抗不安薬の服用または服用の経験、高齢であること、合併症やストレスがあること、薬物依存の経験、アルコールとの併用、性格の特徴などが挙げられます。

⑤薬物療法

不眠症治療に用いる薬はたくさんの種類があります。また、睡眠薬にも多くの種類があります。薬を処方する際には、不眠の原因、また「寝つきが悪い」「夜中に目が覚めて二度寝が難しい」「朝早く目が覚める」といった不眠症のタイプ、患者さんの持病や、健康状態、生活サイクルなどそれぞれの状況を考慮して慎重に薬を選びます。

⑥認知行動療法

可能であれば、薬物療法と同時に「認知行動療法」を行います。認知行動療法についてはのちほどご説明しますが、睡眠薬を使わない治療法として、または薬物療法と同時に行う治療法としても有効性が認められています。

⑦不眠の再評価

薬物療法や認知行動療法が効果を発揮しない場合は、診断や治療の効果を妨げている要因について再評価を行います。特に注意するのは、患者さんの脳波は眠っていることを示しているのに、自分では眠っていないと感じるケースです（睡眠状態誤認）。また、不眠症と誤って診断されやすいさまざまな睡眠障害についても再検討します。

⑧維持療法・維持薬物療法

不眠症状が改善したら、現在行っている薬物療法をどれくらいの期間続けるか、患者さんそれぞれの状況に応じて検討します。睡眠薬を減らしたり、止めたりする場合は、不眠症状と日中の不調の両方が改善していることが前提になります。

⑨休薬トライアル

不眠症が治ったら、適切な時期に適切な方法で睡眠薬を減らしたり、止めたりするための取り組みを始めます。不眠症が十分に治らないうちに睡眠薬の使用を止めてしまうと、不眠症が再発したり、悪化したりすることがありますので、十分な期間をかけて行います。

先進国と新興国を含めた世界10ヵ国で「不眠があるときかかりつけの医師に相談しますか」と聞いたところ、約半数が「不眠は病気だから相談する」と答えたのに、日本人だけをみると「相談する」と答えたのはわずか5パーセントほどだった、というデータがあります。

不眠があってもがまんしたり、寝酒や快眠グッズ、市販薬に頼ったりして不眠が長引いてし

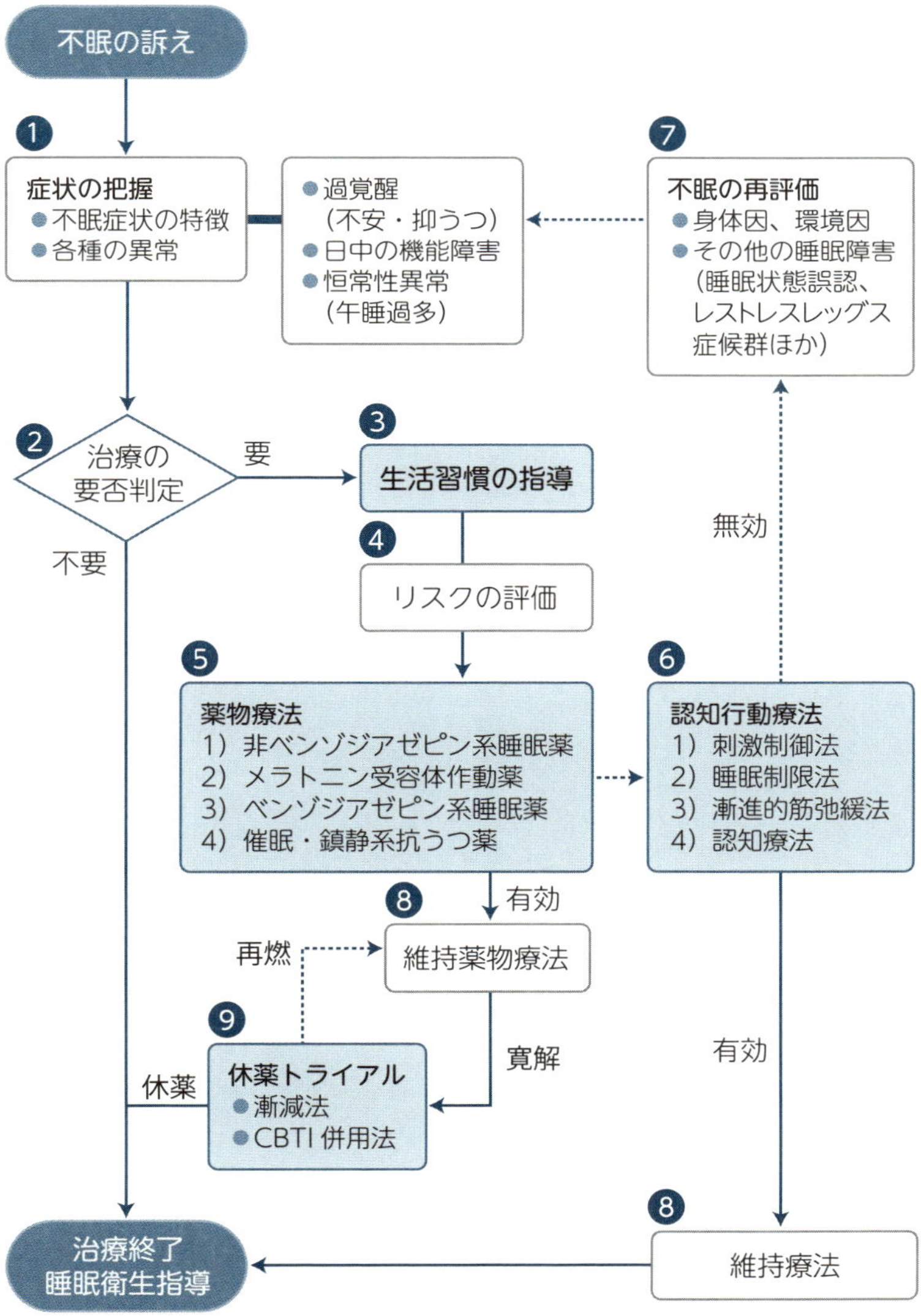

図 5-1　不眠症治療の流れ

まった結果、不眠が慢性化して初めて受診する方が本当に多い、というのが私の実感です。

慢性不眠症は、とても治りにくい病気です。患者さんの約半数は薬物療法などでいったんよくなっても、その半数の方は再発してしまいます。

不眠が慢性化する前に、早めに適切な診断や治療を受けることをおすすめします。

受診の際は

不眠で医療機関に行く場合は、心療内科または精神科を受診します。そういった科が近くにない場合はかかりつけの医師や、内科などで相談し、紹介してもらうのでもよいでしょう。いずれにしても不眠症について専門知識のある医師に診てもらうことが、解決への早道です。

初診の際は、まず症状を正確に伝えることが大切です。睡眠の状況を伝えるためには、受診直前の数日間の就寝時刻と、起床時刻や午睡の時間などをまとめたメモを持参するとよいでしょう。そこには、寝ている間に目が覚めてしまった回数や時刻、眠れなかった原因を、わかる範囲でいいので、できるだけ書いておくようにしましょう。

問診では、不眠の症状や期間、その他の病歴や、使用している薬、仕事や生活の影響などを聞かれますので答えられるようにします。

その際に、90ページでご紹介したアテネ不眠尺度など、セルフチェックの結果を持参することも役立つ場合があります。

不眠症の治療は長くかかることがあります。ですから、通いやすさや、主治医との円滑なコミュニケーションといったことも治療を続けるうえでは重要になります。また処方された薬が合わなかったり、治療に疑問が生じる場合もあります。そうした際にも遠慮せず、きちんとその状況を伝え、疑問を解消することが大事です。

医師任せにせず、処方された薬についてある程度知識を持っておくことも必要でしょう。

また、ほかの薬が欲しいからといって、主治医に内緒で別の医療機関にかかって追加の処方薬をお願いしたりするのは、飲み合わせなどの面から考えても危険なことです。

そういった意味でも、主治医とのコミュニケーションをとれるかどうかは、非常に重要なのです。

2 治療の基本は薬物療法

睡眠薬は恐いクスリ？

現在の不眠症の治療は、睡眠薬を使った薬物療法が主流です。しかし、日本では多くの方が睡眠薬を避けたがります。睡眠薬は、依存症、倦怠感、ふらつき、持ち越し効果などの恐い副作用があるイメージが強いのです。

たしかに１９５０年代から70年代にかけて使われていたバルビツール酸系、非バルビツール酸系といった古いタイプの睡眠薬は、効き目がとても強い反面、副作用も強くて、飲みすぎると呼吸が止まったり、依存ができやすかったりと、安全性に問題がありました。

これに対して現在広く使われているベンゾジアゼピン系、非ベンゾジアゼピン系、メラトニン受容体作動薬といった睡眠薬のうち、特にここ10年くらいに開発された薬は、自然に近い眠りを得ることができて、副作用も以前に比べれば少ないので、安心して使えます。また、長い期間飲み続けても効き目が弱まったりせず、正しい使い方をすれば不眠症が治ったときに薬の量を減らしたり、止めたりすることもできます。さらに2014年からは、ふらつきが少なく、依存性が起きないとされている、オレキシン受容体拮抗薬という新たなタイプの薬も登場しました。

このように、最近の睡眠薬は、適切に使いさえすれば、お酒を飲んで寝るよりも体への影響が少ないことがわかっています。薬剤の使用に対して警戒心を持つことはよいことですし、不眠症が治った後も睡眠薬をだらだらと使い続けるのはもちろんよくありませんが、大切なのは、主治医の指導のもとに、効果を見極めながら使うことです。

市販の〝睡眠薬〟って？

最近は、ドラッグストアで買える市販の〝睡眠薬〟もあります。これは飲むと眠気を催すという抗ヒスタミン薬などの抗アレルギー薬の副作用を利用したもので、医療で用いられている睡眠薬とはまったく作用の異なるものです。

ですから正確には睡眠薬ではなく、睡眠改善薬などといいます。またあくまでも短い期間だけ使うことを前提に販売されています。時差ボケなど、一時的に寝つきをよくするために使う分には役に立つ方もいるでしょう。

「使用上の注意」をよく読むと「不眠症の方は服用しないでください」と書いてあります。慢性不眠症の方などが長めに服用したときの効果や安全性は確認されていません。注意書きにあるとおり、不眠症の方は服用すべきではありません。勘違いして購入する患者さんも少なくないため、「使用上の注意」をもう少し大きく書いて欲しいものです。

効き目が続く時間

現在、日本で不眠症の治療に使われている代表的な睡眠薬は、「作用時間（効き目が続く時間）」によって次のようなタイプに分けられます。

A「超短時間作用型」（消失半減期：2～5時間）
B「短時間作用型」（消失半減期：6～10時間）
C「中間作用型」（消失半減期：20～30時間）
D「長時間作用型」（消失半減期：50～100時間）

ここで登場した「消失半減期」とは、血液中の睡眠薬の濃度が最も高い状態から半分に減るまでにかかる時間のことです。睡眠薬を飲むと、1時間ほどで血液中の濃度が最も高くなった後、肝臓などで分解されて、濃度が少しずつ下がっていきます。消失半減期は、この濃度が半減するまでの時間です。

よく誤解されるのですが、消失半減期と作用時間は同じではありません。例えば消失半減期が20時間の薬は、20時間眠る薬というわけではない点に注意してください。また、この作用時間の分類はベンゾジアゼピン系、非ベンゾジアゼピン系睡眠薬についてまとめたものです。作《さ》用機序《ようきじょ》、つまり飲んだ睡眠薬が脳のどの部分にどのように効くのかがまったく異なるメラトニン受容体作動薬やオレキシン受容体拮抗薬では、作用時間と消失半減期の関係が比例していません。したがって表5-1でも作用型の名称を記入していません。あえて分類すれば、メラトニン受容体作動薬は作用時間が短く、オレキシン受容体拮抗薬はやや長めです。

一般的には、第3章でご説明した入眠障害や中途覚醒、早朝覚醒などの不眠症状のタイプに合った作用時間の薬を選びます。

作用時間が長い睡眠薬ほど、眠りの後半まで効き目が続きますが、起きる時刻になってもまだ寝足りないという感じが残るといった副作用（持ち越し効果）が生じやすくなります。

一方、作用時間が短い睡眠薬には寝つきをよくする効果があり、起きたときに寝足りないという感じもありませんが、不眠症状が中途覚醒や早朝覚醒の場合は効き目が足りないことがあります。

一般的に高齢の患者さんには、作用時間の短い睡眠薬を少量飲んでいただきます。持ち越し効果から、起きたときに眠気が残ったり、副作用によるふらつきなどから日中に不調が生じたり、転んだりしないようにするためです。

ただし、高齢の方の不眠症状は中途覚醒や早朝覚醒という眠りの後半の症状が中心ですので、

分　類	一般名	主な商品名	作用型	半減期（時間）	容量（mg）
オレキシン受容体拮抗薬	スボレキサント	ベルソムラ	—	12.5	15〜20
メラトニン受容体作動薬	ラメルテオン	ロゼレム	—	1	8
非ベンゾジアゼピン系	ゾルピデム	マイスリー	超短時間作用型	2	5〜10
	ゾピクロン	アモバン		4	7.5〜10
	エスゾピクロン	ルネスタ		5〜6	1〜3
ベンゾジアゼピン系	トリアゾラム	ハルシオン		2〜4	0.125〜0.5
	エチゾラム	デパス	短時間作用型	6	1〜3
	ブロチゾラム	レンドルミン		7	0.25〜0.5
	リルマザホン	リスミー		10	1〜2
	ロルメタゼパム	ロラメット エバミール		10	1〜2
	ニメタゼパム	エリミン	中間作用型	21	3〜5
	フルニトラゼパム	サイレース		24	0.5〜2
	エスタゾラム	ユーロジン		24	1〜4
	ニトラゼパム	ネルボン ベンザリン		28	5〜10
	クアゼパム	ドラール	長時間作用型	36	15〜30
	フルラゼパム	ダルメート ベノジール		65	10〜30
	ハロキサゾラム	ソメリン		85	5〜10

※ロゼレムとベルソムラは「型」について検討中。

（2014年12月現在）

表5-1　国内で使われている主な睡眠薬

超短時間作用型や短時間作用型の睡眠薬では治りきれないケースも少なくありません。

効き方のメカニズム

睡眠薬は効き目が続く時間だけでなく、作用機序によってもいくつかのタイプに分けられます。飲んだ睡眠薬が脳のどの部分に、どのように効くかという、効き方のメカニズムによるタイプ分けです。

これには、次のようなものがあります。

・バルビツール酸系
・非バルビツール酸系
・ベンゾジアゼピン系
・非ベンゾジアゼピン系
・メラトニン受容体作動薬

・オレキシン受容体拮抗薬

このうち、バルビツール酸系と非バルビツール酸系の睡眠薬は、依存性や副作用が大きいので、現在は不眠症の治療に使うことはほとんどありません。

ここでは、ベンゾジアゼピン系、非ベンゾジアゼピン系、メラトニン受容体作動薬、オレキシン受容体拮抗薬の四つのタイプについてご説明します。

ベンゾジアゼピン系と非ベンゾジアゼピン系の睡眠薬には、GABA-A受容体に作用して、不安や緊張をやわらげ、筋肉の緊張をとり、眠りやすい体内環境にする効果があります。

一方、比較的新しいタイプの睡眠薬であるメラトニン受容体作動薬には、メラトニン受容体に作用して催眠ホルモンのメラトニンを誘導し眠気を催させる働きがあります。また、体内時計を調整して睡眠のリズムを整える働きもあります。

メラトニン受容体作動薬よりもさらに新しいタイプのオレキシン受容体拮抗薬は、脳の覚醒を維持するオレキシンという物質の働きを抑えることで、脳を眠りの状態に誘導する睡眠薬です。副作用が比較的少なく、作用時間がメラトニン受容体作動薬よりも長いのが特徴です。

薬の副作用

ベンゾジアゼピン系と非ベンゾジアゼピン系の睡眠薬は、昔使われていたバルビツール酸系と非バルビツール酸系の代わりに広く使われています。薬としての安全性はかなり高まっていますが、副作用がまったくないわけではありません。

先にも書いたように、ベンゾジアゼピン系の睡眠薬には、眠気を催させる働きに加えて、筋肉を緩ませたり、不安を抑えたりする働きがあります。そのため、不安や緊張の強い患者さんには有効ですが、日中にふらついて転んだりするリスクがあります。また、後述するようにほかの3種類の睡眠薬に比べて依存ができやすいと指摘されています。

メラトニン受容体作動薬は作用時間が短めで効果もマイルドなので、軽い不眠症や高齢の患者さんに処方します。また、夜型などリズム障害の傾向の強い患者さんにも効果的です。

オレキシン受容体拮抗薬は、世界に先駆けて日本で発売された新薬です。臨床試験（治験）では重篤な副作用も見られず、安全性が高そうですが、実際に使われてから評価が決まるでしょう。

また睡眠薬を服用していると、物忘れを起こすことがあります。これは「健忘」といって、睡眠薬の副作用の一つである記憶障害です。睡眠薬を飲んだ後のことをよく覚えていないという訴えがよく聞かれます。服用後1～2時間の血中濃度の高い時間帯で起こりやすいので、服用してから家事や仕事などをしないように注意してください。

副作用の症状のあらわれ方には個人差がありますが、このような症状が出たら主治医に伝えましょう。

睡眠薬への「依存」

ベンゾジアゼピン系睡眠薬は、長期間服用すると依存のリスクが高くなりますので、注意が必要です。それに比べて非ベンゾジアゼピン系睡眠薬、メラトニン受容体作動薬、オレキシン受容体拮抗薬は、6～12ヵ月という比較的長い期間服用しても依存ができにくいなど、安全性が向上しました。

ここで改めて睡眠薬の「依存」についてご説明しましょう。

睡眠薬に限らず、薬物依存には「身体依存」と「精神依存」があります。身体依存には「耐性」と「離脱症状」という二つの症状があります。

耐性とは、薬を使っているうちに効き目が弱くなるため、同じような効き目を得るには量を増やす必要が生じるということです。離脱症状とは、薬を飲むのを止めると禁断症状が出るということです。睡眠薬依存はこのような「身体依存」が主な症状です。

覚醒剤や麻薬の依存症では「精神依存」が問題になります。精神依存とは、薬物を服用したときに快感が生じ、さらに服用したいという強い渇望が出て、服用回数が増えていくということです。睡眠薬ではこのような渇望が出ることはほとんどなく、精神依存の徴候は目立ちません。

では、不眠症の患者さんが睡眠薬を手放せなくなるのはどうしてでしょうか？

第一の理由は、睡眠薬を急に休薬しようとして離脱症状が出てしまうため、再び服用せざるを得なくなるからです。また、睡眠薬を使用して眠れる経験をすることで「睡眠薬がないと眠れないのでは？」と不安になるからです。心理的に頼ってしまうのです（精神依存とは違います）。

このような場合でも、むやみに睡眠薬を恐れず、開き直ってしっかりと服用し、不眠症を克服した後であれば、睡眠薬を減量・中止することができます。なぜならば、眠ることに自信がつくからです。

使用する際の注意

睡眠薬の効き目は、飲んでからおよそ10〜30分であらわれます。飲む前にあらかじめ寝るしたくをしておき飲んだ後は寝床に入って眠る準備をしておきましょう。また、アルコールと一緒

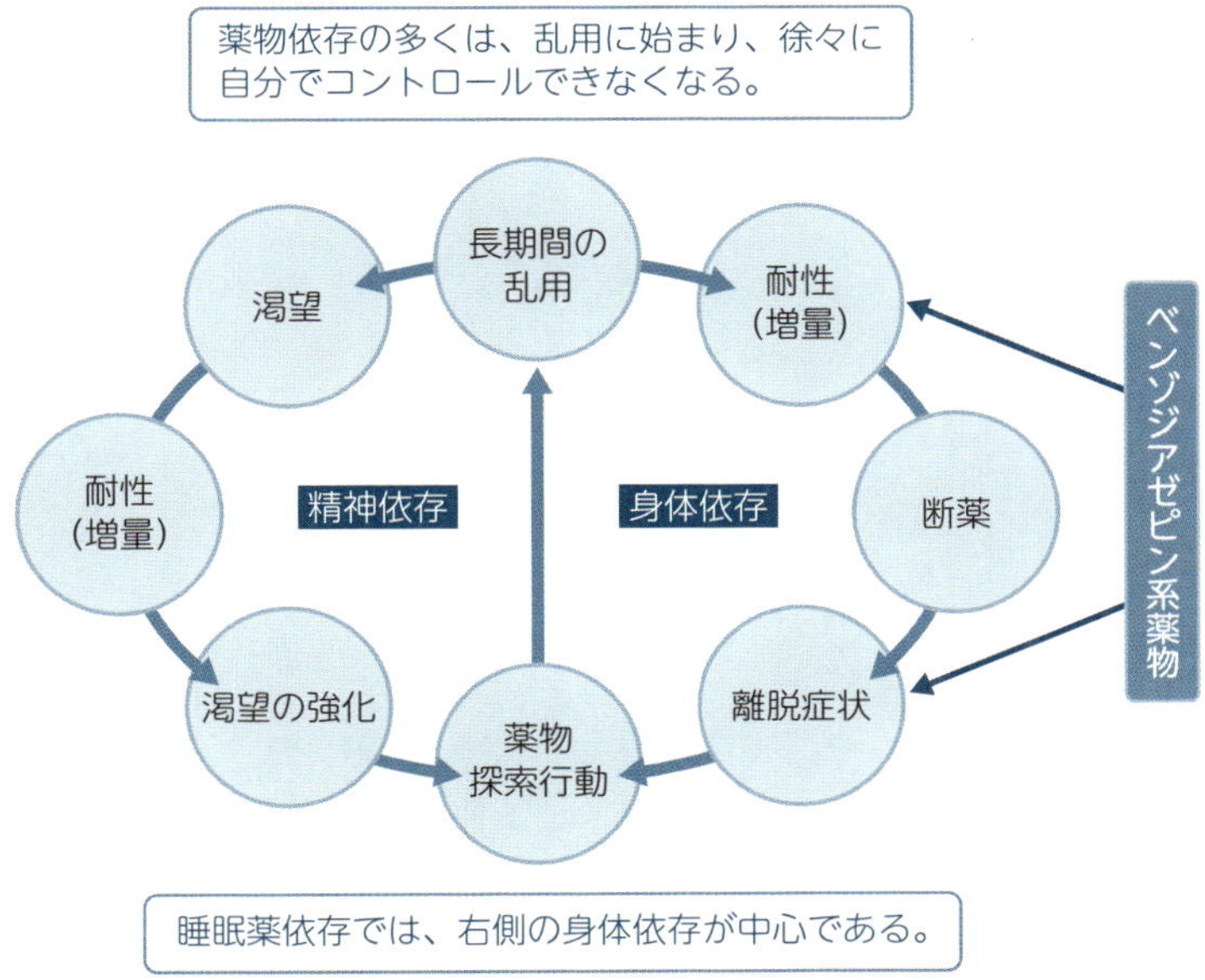

図5-2　薬物依存のメカニズム

に飲むのは禁物です。起きたときに眠気を感たり、ふらついたり、物忘れをしたりといった副作用が生じやすくなります。

睡眠薬は、いったん処方されるとそのまま続けて使ってしまいがちですが、効果をよく見極めて調整する必要があります。不眠症状が改善したら医師と相談しながら薬の量を減らしていきます。飲むのを止めたりする際には、禁断症状が出ないようにするため、半錠または4分の1錠ずつゆっくり減らしていきます。

飲む量を1段階減らしたら、2週間ほど様子をみるのがコツです。焦って減らすスピードを速めてはいけません。離脱症状が出てしまうからです。不眠症がよくなってさえいれば、睡眠薬はちゃんと減らすことができます。

睡眠薬は治療を進める中で、量や種類を調節していきます。ベストな治療法を選択するためには、正しい知識を持って、適切に使用すること、そして副作用や症状の変化についてきちんと伝えられるような主治医とのコミュニケーションが大切です。

3 その他の治療法

効果がある認知行動療法

不眠症の治療法には「認知行動療法」もあります。

認知行動療法は、その名のとおり「認知」に働きかけて気持ちを楽にする精神療法の一つです。認知とは、ものの考え方や受け取り方のことです。

不眠症の認知行動療法は、ゆがんだ認知の修正のほか、誤った睡眠スケジュールの修正、筋弛緩法などがあります。

私たちは、自分が置かれている状況をいつも自分の考え方や感じ方で判断しています。通常は状況に適応した判断ができますが、強いストレスを受けていたり、うつ状態になっていたりすると、考え方や感じ方にゆがみが生じてきます。その結果、抑うつ感や不安感が強まって、状況に適応できなくなってしまいます。こうした方たちが地に足のついた現実的でしなやかな考え方をして、問題に対処できるように手助けをするのが認知行動療法です。

欧米では、認知行動療法が不眠症やうつ病、さまざまな不安障害、摂食障害、統合失調症など多くのメンタルヘルスの問題に効果があることが実証されて、広く行われるようになっています。これに対して日本では普及が進んでいるとはいえず、認知行動療法が受けられる病院もまだ少ないのが現状です。また不眠症に対しては、健康保険が適用されない保険外診療になっています。

認知行動療法では、気持ちが大きく動揺したり、つらくなったりしたときに患者さんの頭に浮かんでいた考えに目を向けて、それがどのくらい現実と食い違っているか検証しながら考え方のバランスをとっていきます。

患者さんが問題を解決できるようにサポートする治療法が効果を上げるためには、患者さんへの深い理解にもとづいた面接はもちろん、患者さん自身に日常生活の中で前向きに課題に取り組んでいただくことが大事です。

認知行動療法の実施例

ここでは、不眠症に対する認知行動療法の実施例を簡単にご紹介します。

まず患者さんに、1週間平均して、1日に平均何時間眠れたかを考えていただきます。これは寝床にいた時間ではなく、眠っていた時間です。ですから、眠りにつくまでにかかった時間や、途中で目が覚めていた時間は差し引きます。そしてこの時間に30分を足した時間を「寝床で過ごす時間」と決めます。就寝時刻は起きる時刻から逆算します。

この、「寝床で過ごす時間」を決めるのに、なぜ実際に眠っていた時間に30分を足すのかといいますと、不眠症の患者さんは、自分の睡眠時間を実際よりも短めに感じているケースが多く見受けられるからです。実際は6時間以上眠っていても、本人は5時間半と感じるようなことも少なくありません。そのため、感じたとおりの睡眠時間に合わせて「寝床で過ごす時間」を短くすると睡眠不足になりかねません。そこで、自分で感じている睡眠時間に30分から1時間を足しているのです。

こうやって算出した「寝床で過ごす時間」は、本人が眠ったという満足が得られる睡眠時間とほぼ同じ長さか、若干短めになります。このような調整によって、実際の睡眠時間と「寝床で過ごす時間」のミスマッチが解消されるわけです。

例えば正味5時間半しか眠れていないと思う場合は、5時間半に30分プラスして、6時間を「寝床で過ごす時間」とします。もし朝の6時に起きたかったら、午前0時までは絶対に寝室へ向かわないようにしていただくわけです。

不眠に悩む方ほど、夜の9時とか10時くらいなどの早い時間から寝床に入って、眠りにつくのを悶々と待っているケースが多く見受けられます。眠れないことによる疲れを強く感じて横になりたい気持ちはわかりますが、それでも眠れないから不眠症なのです。

どんなにつらくても、決めた就寝時刻まで寝ないところがポイントです。また、昼寝は夜の睡眠に影響しますので、できるだけしないようにしていただきます。

こうした生活を1週間も続けると、睡眠不足の効果も加わって、寝床に入るとすぐに眠れるようになります。例えば図5-3は睡眠スケジューリング（睡眠制限）を主体とした治療をした結果、睡眠がどのように改善されたのかをあらわす一例です。就寝してから寝つくまでにかかった時間と、中途覚醒や早朝覚醒が減っています。

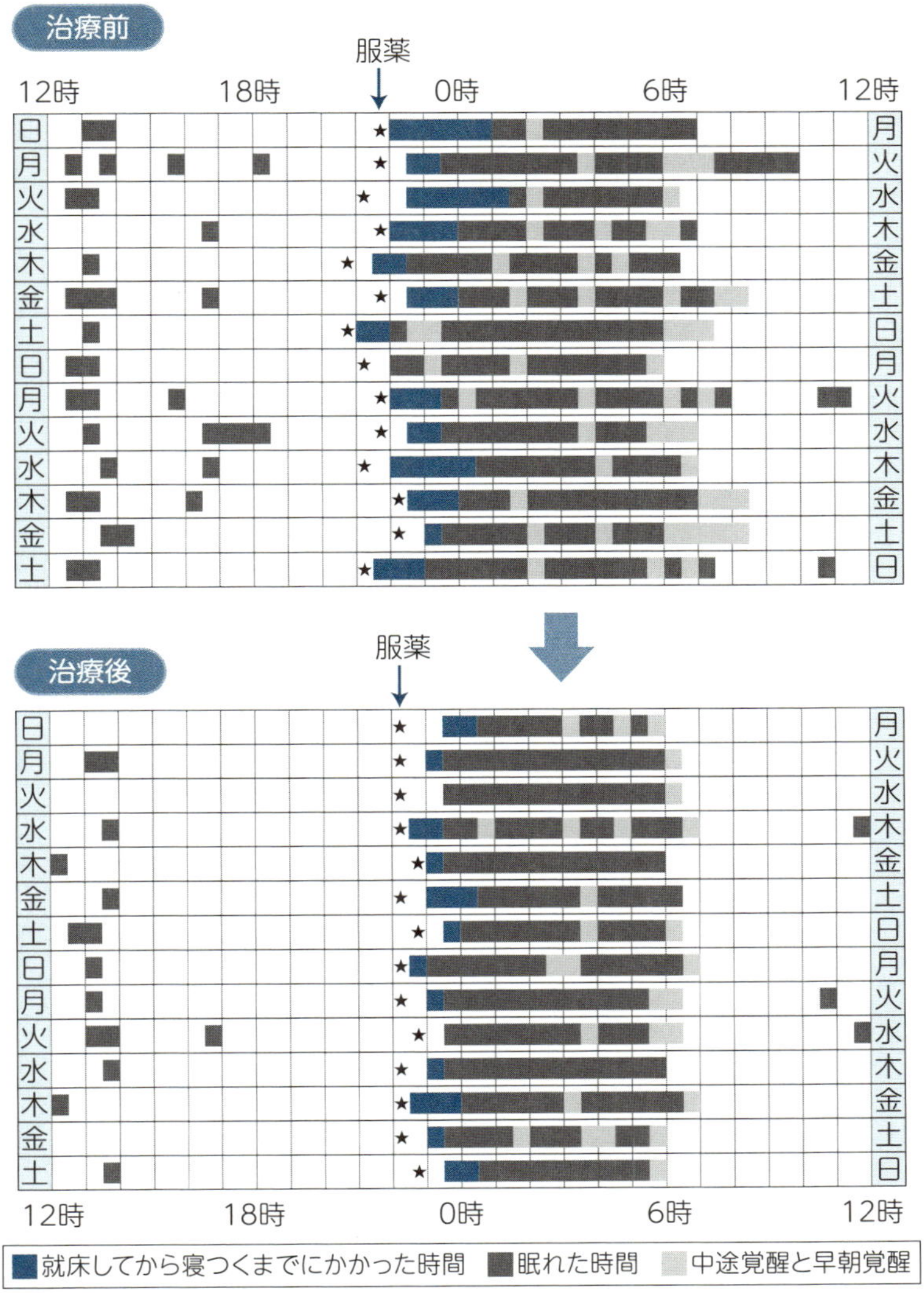

図5-3 認知行動療法の治療前と治療後の一例
(52歳男性、罹患年数5年)

このような「あまり苦労せずに眠れた」「知らない間に寝ていた」などの快眠体験を重ねることが不眠症治療には大切です。そして、患者さん自身が寝床にいた時間の90パーセント以上を眠れたと評価できたら、次はさらに30分早く寝てもいいようにする（30分長く寝床にいられるようにする）というプロセスを繰り返します。

不眠症の患者さんにとって難しいのは「寝てください」と言われることですが、これは計画された時刻まで「寝ないでください」という治療ですので、苦しいでしょうけれど納得して取り組んでいただけます。また、眠気と闘っているうちに、「今日は眠れるだろうか」といった不安も2週間くらいで解消します。その段階まできたら、治療のステップはほぼ5合目を過ぎたあたりです。後は自然によくなっていきます。

不眠症の認知行動療法では、こうしたステップを治療者と患者さんが確認し合いながら繰り返していき、眠れないストレスによる不眠という悪循環を改善していきます。

これまでの調査によると、不眠症と診断された患者さんの約2割は不眠への恐怖がさらなる不眠を招く「原発性不眠症」です。これと並ぶのがうつ病による不眠症で、そのほか痛みや痒み、頻尿などの病気、薬剤などが原因になっているものがあります。

原発性ではない不眠症は、まず原因を治療するのが先決ですが、それが治った後も不眠症状が残ることがあります。原因は違っても、不眠が慢性化することで原発性不眠症と同じステップに陥っているからです。そのため、認知行動療法は、そうしたケースにも有効です。

不眠症治療のゴール

現在、不眠症に対する認知行動療法を実施している医療機関は非常に限られています。医療機関を受診すると、多くの場合治療の中心は薬物療法となるでしょう。

認知行動療法は、有効な治療法ではありますが、患者さんにとって治療が受けやすいかどうかという点で課題が残ります。

本書では、認知行動療法の考え方とプロセスをご紹介しました。これらの「早く寝すぎない」「眠った時間を客観的にみる」といった考え方は、個々人がご家庭で眠りの問題に取り組む際にも役立てていただけるでしょう。

不眠症は治療に時間がかかるケースがあります。薬物治療においても長期化している患者さんをよく見かけます。薬物は、正しく使用すれば睡眠状態の改善に大変有用ですが、できる限り少量に抑え、可能であれば休薬すべきです。長期服用をしてもよいのは、心臓病などの循環器疾患、生活習慣病、精神疾患、てんかんなど不眠によって悪化する危険性のある持病がある方です。それ以外の方は、睡眠状態が改善したら、様子をみながら少しずつ減薬、休薬していくものです。そのためには、眠りに対する不安を解消し、自分に合った眠りのスタイルを確立していくことが重要です。

不眠症治療のゴールとはよく眠ることではありません。不眠症治療のゴールとは、起きている時間を活動的に、心ゆたかに過ごすことができるようになることです。

でもそのために、「寝つきが早くなる」「朝まで目を覚まさない」「8時間以上眠る」などといった高い目標は必要ありません。そのような無謀な目標は焦りを強めるだけです。年齢相応にほどほどの睡眠を保つだけで十分であることを本書を読んだ方は理解されているはずです。むしろ、自分に合った睡眠習慣を身につけ、不安やストレスを感じることなく眠れるようになることが大事です。不眠恐怖症、寝室恐怖症の克服こそが不眠症を克服する道なのです。

Column

皮膚細胞で体内時計の周期を測定

私たちの研究グループでは、睡眠に関するさまざまな研究を行っています。その成果の一つが、皮膚の細胞を使って個人の体内時計の周期を簡単に測定する手法です。

体内時計の遺伝子は一つひとつの細胞の中にもあります。

少量の皮膚の細胞を培養した後、発光する遺伝子を使って細胞内の体内時計遺伝子のリズムを目に見えるようにすることで、体内時計の周期を短期間で測定することができるようになりました。また、体内時計の周期が朝型や夜型、体質に合った睡眠時間帯と密接にかかわっていることも明らかにしました。

体内時計の周期には大きな個人差があって、周期が極端に長かったり、短かったりすると、睡眠・覚醒リズム障害などを引き起こすことがわかっています。こうしたリズム障害を深く理解したうえで、正しい診断と効果的な治療を行うには、患者さんそれぞれの体内時計の特徴を詳しく調べる必要があります。

ところが、体内時計の周期を正確に測定するには、これまでは特殊な施設、数週間に及ぶ検査期間、検査を受ける方の負担が大きい採血などが必要で、医療現場への応用は困難でした。その点、皮膚の細胞を使う手法を応用すれば、少量の皮膚を1回採取するだけですむため、検査を受ける方の負担はきわめて少なくなり、簡単かつスピーディーに体内時計の

Column
皮膚細胞で体内時計の周期を測定

周期を測定することができます。

この成果を活用することで、睡眠・覚醒リズム障害や、日照時間が短くなる秋から冬にかけて発症する冬季うつ病などの、体内時計の障害が原因となる病気の診断の精度が飛躍的に向上します。また、夜型の体質による覚醒の問題やシフトワークにともなう体調不良など、体内時計の周期と社会生活のスケジュールとのズレから生じる時差ぼけを判定して、それぞれの体質に合った睡眠プログラムが提供できるようになると期待されています。

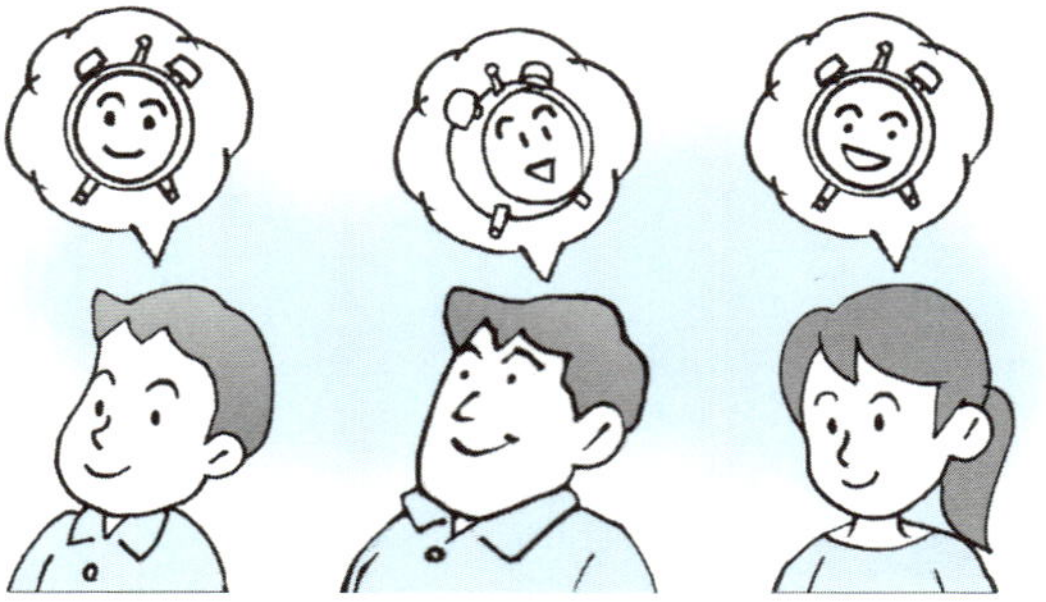

●著者
三島 和夫（みしま かずお）
1963年、秋田県生まれ。1987年、秋田大学医学部医学科卒業。同医学部精神科学講座・助教授を経て、2002年米国バージニア大学時間生物学研究センター研究員、2003年米国スタンフォード大学医学部睡眠研究センター客員准教授。2006年6月より現職。日本睡眠学会理事、日本時間生物学会理事、JAXA宇宙医学研究シナリオワーキンググループ委員、社会保障審議会統計分科会専門委員などを務めている。これまでに、睡眠薬の適正使用と休薬のための診療ガイドライン、睡眠障害治療薬の臨床試験ガイドラインを作成したほか、睡眠障害の診断・治療・病態研究に関する厚生労働省研究班の主任研究者を歴任した。

不眠の悩みを解消する本

平成27年2月23日　第1刷発行

著　　者　三島和夫
発 行 者　東島俊一
発 行 所　株式会社 法研
〒104-8104　東京都中央区銀座1-10-1
販売03(3562)7671／編集03(3562)7674
http://www.sociohealth.co.jp
印刷・製本　研友社印刷株式会社　0123

SOCIO HEALTH
小社は㈱法研を核に「SOCIO HEALTH GROUP」を構成し、相互のネットワークにより、〝社会保障及び健康に関する情報の社会的価値創造〟を事業領域としています。その一環としての小社の出版事業にご注目ください。

©Kazuo Mishima 2015 printed in Japan
ISBN 978-4-86513-156-7　C0077　定価はカバーに表示してあります。
乱丁本・落丁本は小社出版事業課あてにお送りください。
送料小社負担にてお取り替えいたします。

JCOPY 〈(社)出版者著作権管理機構 委託出版物〉
本書の無断複製は著作権法上での例外を除き禁じられています。複製される場合は、そのつど事前に、(社)出版者著作権管理機構（電話03-3513-6969、FAX 03-3513-6979、e-mail: info@jcopy.or.jp）の許諾を得てください。